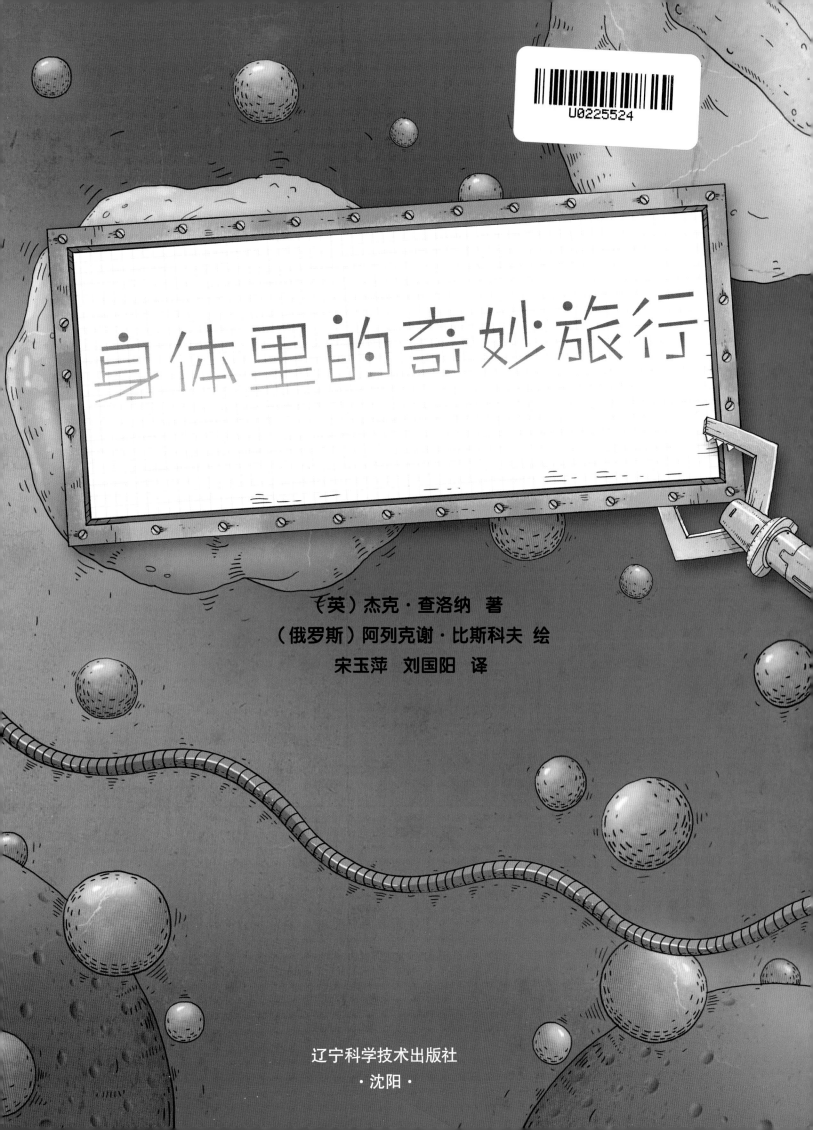

身体里的奇妙旅行

（英）杰克·查洛纳 著

（俄罗斯）阿列克谢·比斯科夫 绘

宋玉萍 刘国阳 译

辽宁科学技术出版社

·沈阳·

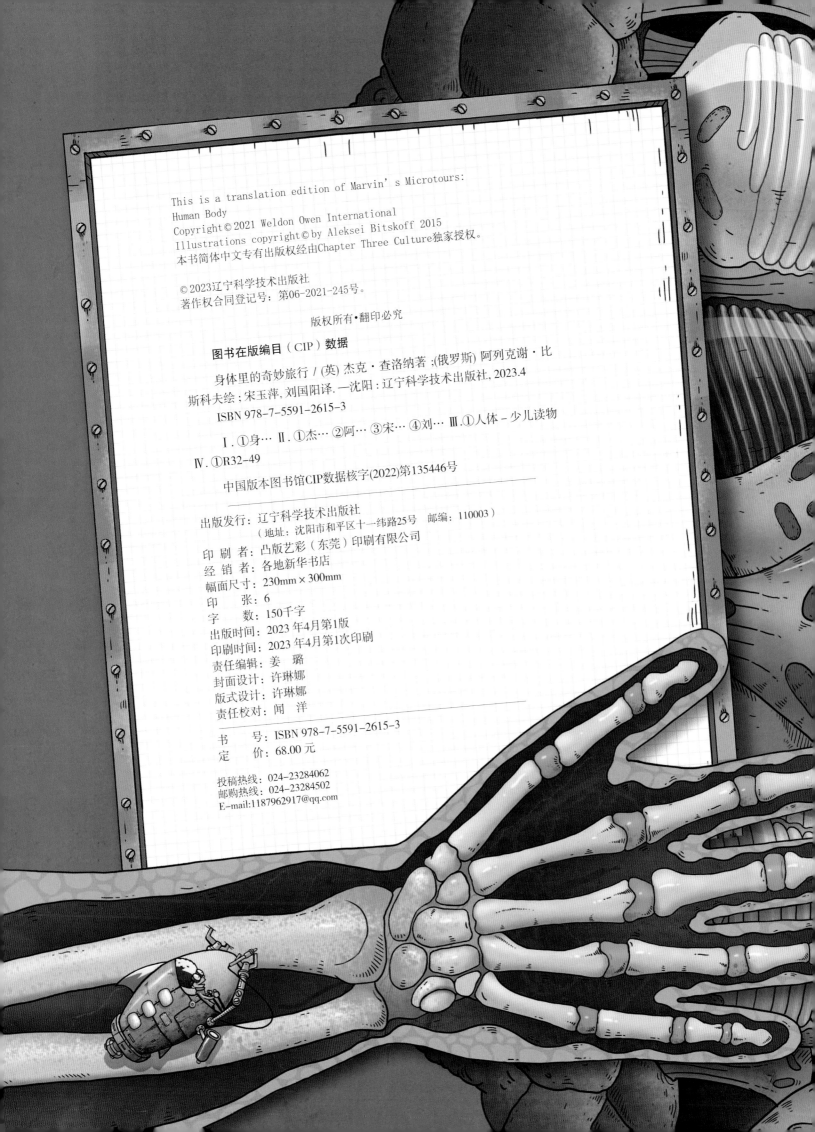

This is a translation edition of Marvin's Microtours:
Human Body
Copyright© 2021 Weldon Owen International
Illustrations copyright© by Aleksei Bitskoff 2015
本书简体中文专有出版权经由Chapter Three Culture独家授权。

© 2023辽宁科学技术出版社
著作权合同登记号：第06-2021-245号。

图书在版编目（CIP）数据

身体里的奇妙旅行 / (英) 杰克·查洛纳著 ;(俄罗斯) 阿列克谢·比
斯科夫绘 ; 宋玉萍, 刘国阳译. —沈阳 : 辽宁科学技术出版社, 2023.4
ISBN 978-7-5591-2615-3

Ⅰ.①身… Ⅱ.①杰… ②阿… ③宋… ④刘… Ⅲ.①人体 – 少儿读物

Ⅳ.①R32-49

中国版本图书馆CIP数据核字(2022)第135446号

出版发行：辽宁科学技术出版社
　　　　（地址：沈阳市和平区十一纬路25号　邮编：110003）
印 刷 者：凸版艺彩（东莞）印刷有限公司
经 销 者：各地新华书店
幅面尺寸：230mm×300mm
印　张：6
字　数：150千字
出版时间：2023 年4月第1版
印刷时间：2023 年4月第1次印刷
责任编辑：姜　璐
封面设计：许琳娜
版式设计：许琳娜
责任校对：闻　洋

书　　号：ISBN 978-7-5591-2615-3
定　　价：68.00元

投稿热线：024-23284062
邮购热线：024-23284502
E-mail:1187962917@qq.com

目录

欢迎各位！

大家好！欢迎来到马尔文的神奇旅行社。我是你们的导游，我的名字叫马尔文。接下来，我们将开启一段奇妙无比的旅程——去人的身体里看一看！你瞧，我的实验室里来了一名热心的志愿者，他的身体就是我们此行的目的地，我们会在他的身体里完成这次旅行。稍后我们将登上我的飞船，然后嗖地一下变小，一直小到可以飞进他的耳朵里！

这就是我的飞船！你瞧，它是潜艇和宇宙飞船的结合体，还配备了各种各样的小玩意儿，能帮助我们最大限度地享受旅行的乐趣，还能让我们在旅途中收集样本。这艘飞船以及身处其中的乘客在旅行过程中会根据目的地环境随时改变大小，所以你可能会感到全身有轻微的刺痛感哦！

飞船里的特殊装备
1. 扫描机器人——超赞的X射线探测器
2. 驾驶舱——那是我坐的地方
3. 缩小放大杆——关键操作杆
4. 乘客座位——你就坐在那儿
5. 放大屏幕——为了近距离地观察
6. 抓取臂——用来收集样本
7. 光束——那是我的绝妙发明

6

马尔文的人体地图

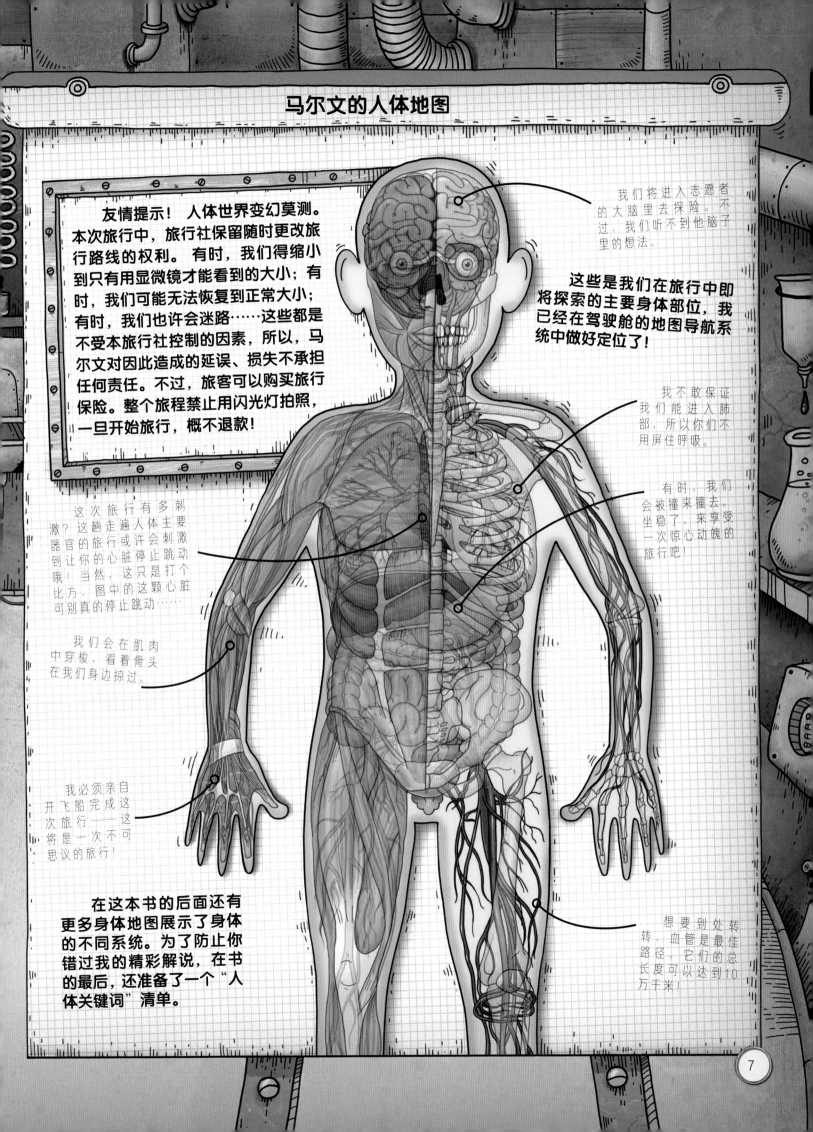

友情提示！ 人体世界变幻莫测。本次旅行中，旅行社保留随时更改旅行路线的权利。有时，我们得缩小到只有用显微镜才能看到的大小；有时，我们可能无法恢复到正常大小；有时，我们也许会迷路……这些都是不受本旅行社控制的因素，所以，马尔文对因此造成的延误、损失不承担任何责任。不过，旅客可以购买旅行保险。整个旅程禁止用闪光灯拍照，一旦开始旅行，概不退款！

这次旅行有多刺激？这趟走遍人体主要器官的旅行或许会刺激到让你的心脏停止跳动哦！当然，这只是打个比方，图中的这颗心脏可别真的停止跳动……

我们会在肌肉中穿梭，看着骨头在我们身边掠过。

我必须亲自开飞船完成这次旅行——这将是一次不可思议的旅行！

在这本书的后面还有更多身体地图展示了身体的不同系统。为了防止你错过我的精彩解说，在书的最后，还准备了一个"人体关键词"清单。

我们将进入志愿者的大脑里去探险。不过，我们听不到他脑子里的想法。

这些是我们在旅行中即将探索的主要身体部位，我已经在驾驶舱的地图导航系统中做好定位了！

我不敢保证我们能进入肺部，所以你们不用屏住呼吸。

有时，我们会被撞来撞去。坐稳了，来享受一次惊心动魄的旅行吧！

想要到处转转，血管是最佳路径，它们的总长度可以达到10万千米！

旅行从耳朵开始

那么，我们的旅行就从耳朵开始吧——没错，就是这里。我们进入了志愿者的一侧耳朵眼儿里。耳朵眼儿是长在头部两侧的小孔，声音从耳朵眼儿进入耳道，再传到耳膜上。你们现在所看到的就是志愿者的耳膜，也叫鼓膜。它其实是薄薄的一层膜，当声音传进来时，它就会振动！为了让你们看得更清楚，我们将走出飞船来个近距离观察。瞧，飞船的抓取臂抓起了一份耳垢样本……我这就把它带入货舱让你们检查！

快看这些可爱的红色血管，它们就藏在皮肤下面，后面还会看到更多哦。

振动情况：
增　强

螺旋器

锤骨

螺旋器位于耳蜗内，看上去就像蜗牛的壳，它的内部充满了液体，负责接收来自锤骨的振动。

咽鼓管

耳道　　耳膜

下一站？穿过耳膜顺着咽鼓管飞驰而下，我们将到达口腔的顶部。

螺旋器内的液体中有成千上万根细小纤毛，它们负责接收振动并与神经相连，而神经则负责把有关振动的详细信息——真实的声音传递给大脑。

纤毛呈 V 形排列。

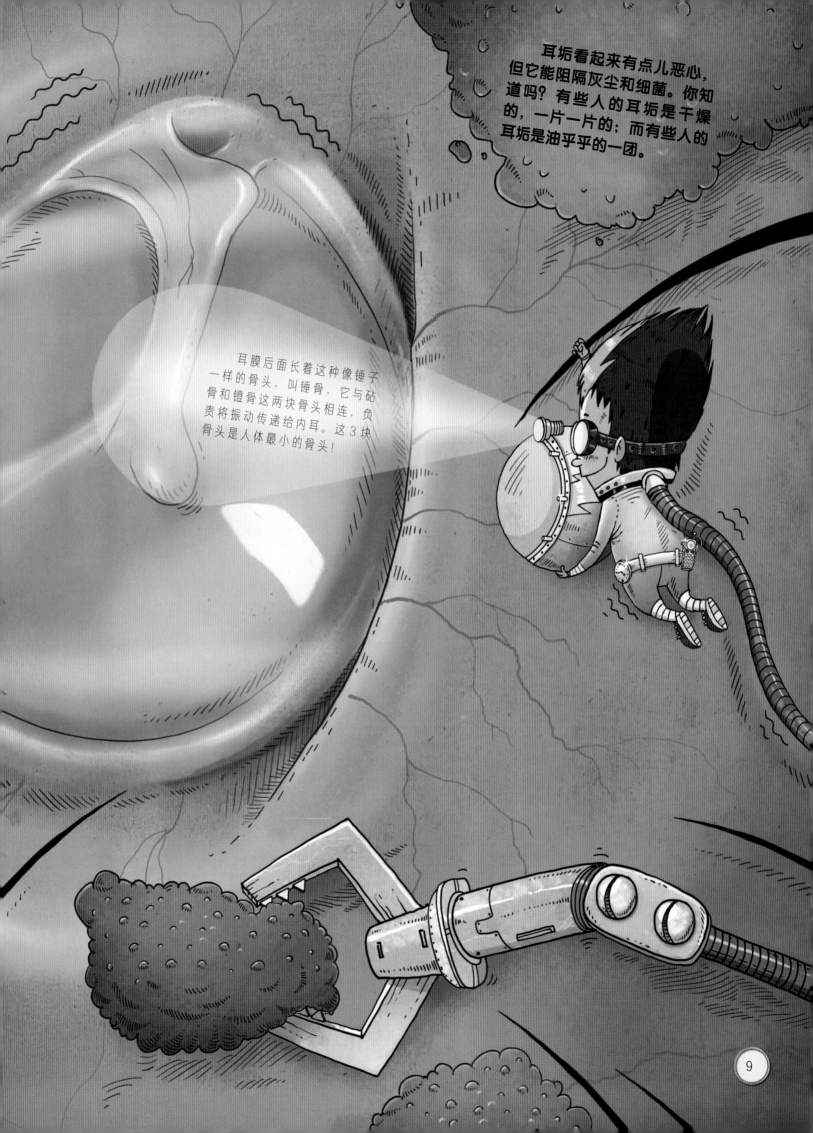

耳垢看起来有点儿恶心，但它能阻隔灰尘和细菌。你知道吗？有些人的耳垢是干燥的，一片一片的；而有些人的耳垢是油乎乎的一团。

耳膜后面长着这种像锤子一样的骨头，叫锤骨，它与砧骨和镫骨这两块骨头相连，负责将振动传递给内耳。这 3 块骨头是人体最小的骨头！

嘴巴的秘密

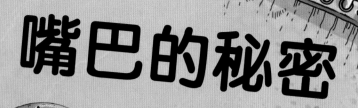

这是什么奇怪的味道？现在我们在嘴里，具体来说是在舌头的后面，味蕾感到一阵阵刺痛，志愿者一定是吃了什么东西！你能感觉到风进进出出时剧烈的摇晃吗？不用担心，这只不过是志愿者正在呼吸。舌头上这些奇怪的凹凸不平的东西叫舌乳头，让我们仔细看看。

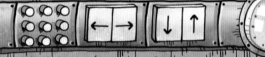

唾液水平：
正常

舌头上长着很多舌乳头，但是只有一部分长有味蕾。这张照片中的黄色东西就是味蕾。当你吃东西的时候，食物与唾液混合，味蕾会接触到食物，帮你来品尝食物的味道。大部分人约有10,000个味蕾，每个味蕾的寿命大约有10天。味蕾有5种不同类型，负责品尝5种不同的味道：咸的、甜的、酸的、苦的和鲜的。它们都与神经相连，这些神经负责将信息传递到大脑。

下一站？我们进入食管，然后被连推带挤地一路直达胃里。

这张照片上的细菌是牙菌斑上若干细菌中的一种。此时此刻，数以百万计的这种小生物就藏在你的牙齿上！

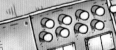

咦，我猜那是西蓝花。

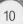

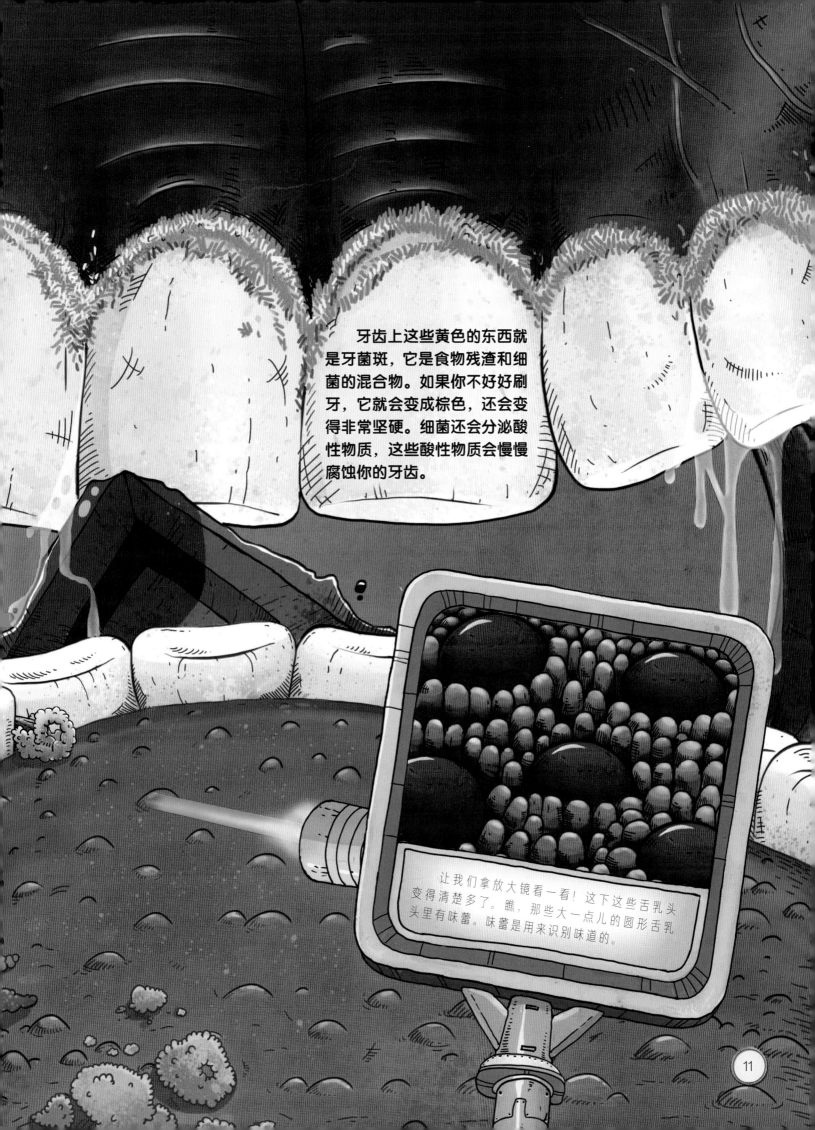

牙齿上这些黄色的东西就是牙菌斑，它是食物残渣和细菌的混合物。如果你不好好刷牙，它就会变成棕色，还会变得非常坚硬。细菌还会分泌酸性物质，这些酸性物质会慢慢腐蚀你的牙齿。

让我们拿放大镜看一看！这下这些舌乳头变得清楚多了。瞧，那些大一点儿的圆形舌乳头里有味蕾。味蕾是用来识别味道的。

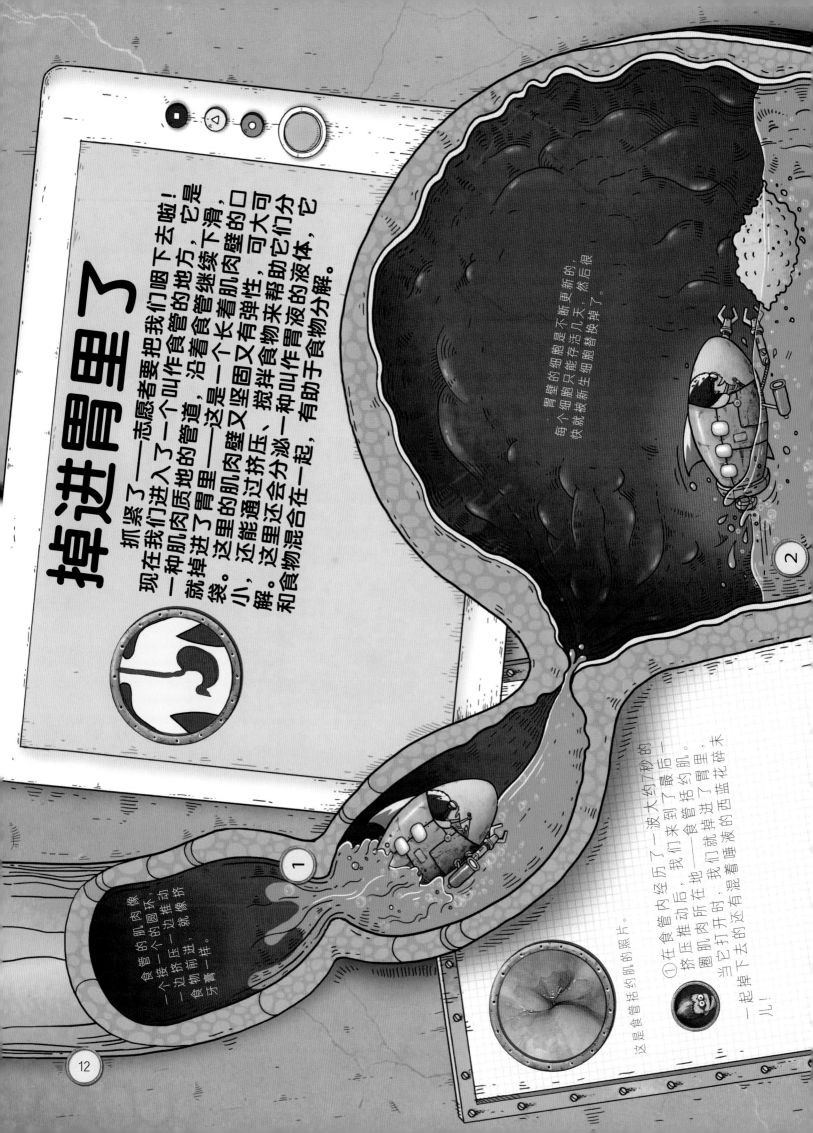

掉进胃里了

抓紧了——志愿者要把我们咽下去啦！现在我们进入了一个叫作食管的地方，它是一种肌肉质地的管道，沿着食管继续下滑，就掉进了胃里。这是一个长着肌肉壁的口袋。这里的肌肉壁又坚固又有弹性，可大可小，还能通过挤压、搅拌食物来帮助它们分解。这里还会分泌一种叫作胃液的液体，它和食物混合在一起，有助于食物分解。

胃壁的细胞是不断更新的，每个细胞只能存活几天，然后很快就被新生细胞替换掉了。

食管的肌肉像一个接一个的圆环，一边挤压一边推动食物前进，就像挤牙膏一样。

这是食管括约肌的照片。

① 在食管内经历了一波大约7秒的挤压推动后，我们来到了最后一圈——食管括约肌。当它打开时，我们就掉进了胃里，一起掉下去的还有混有西蓝花碎末儿！

12

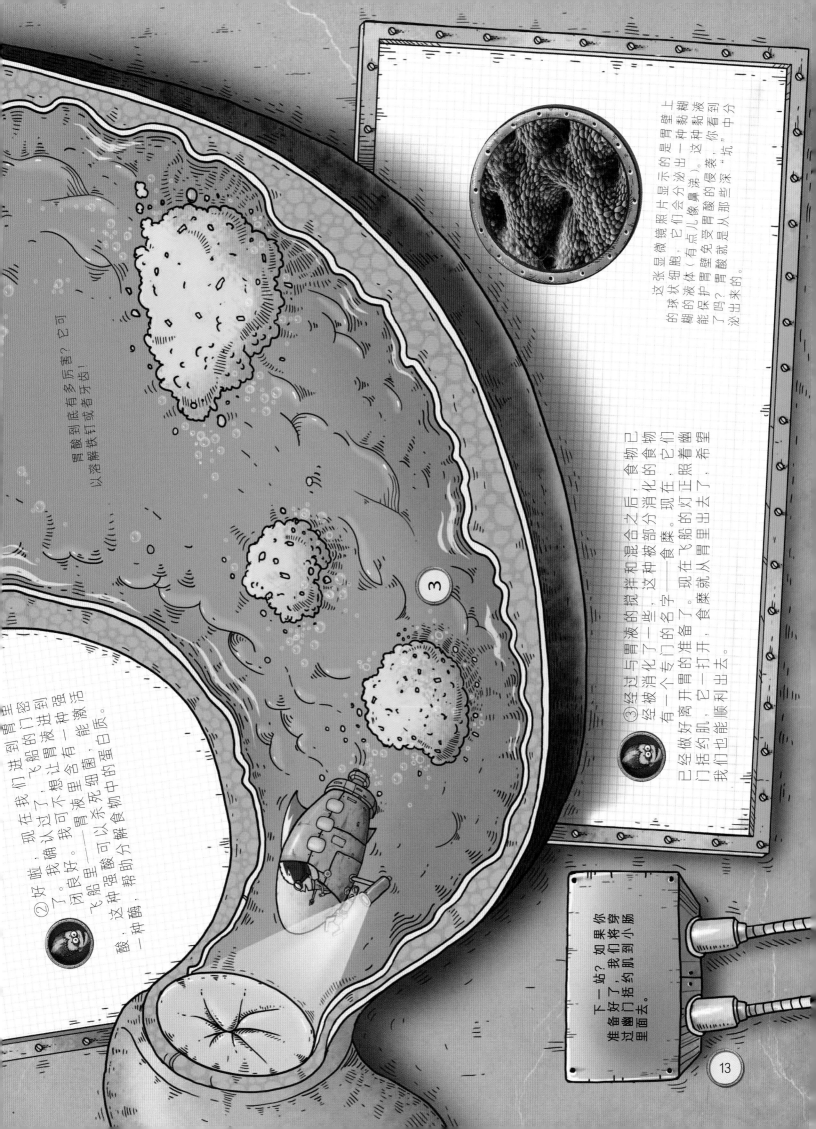

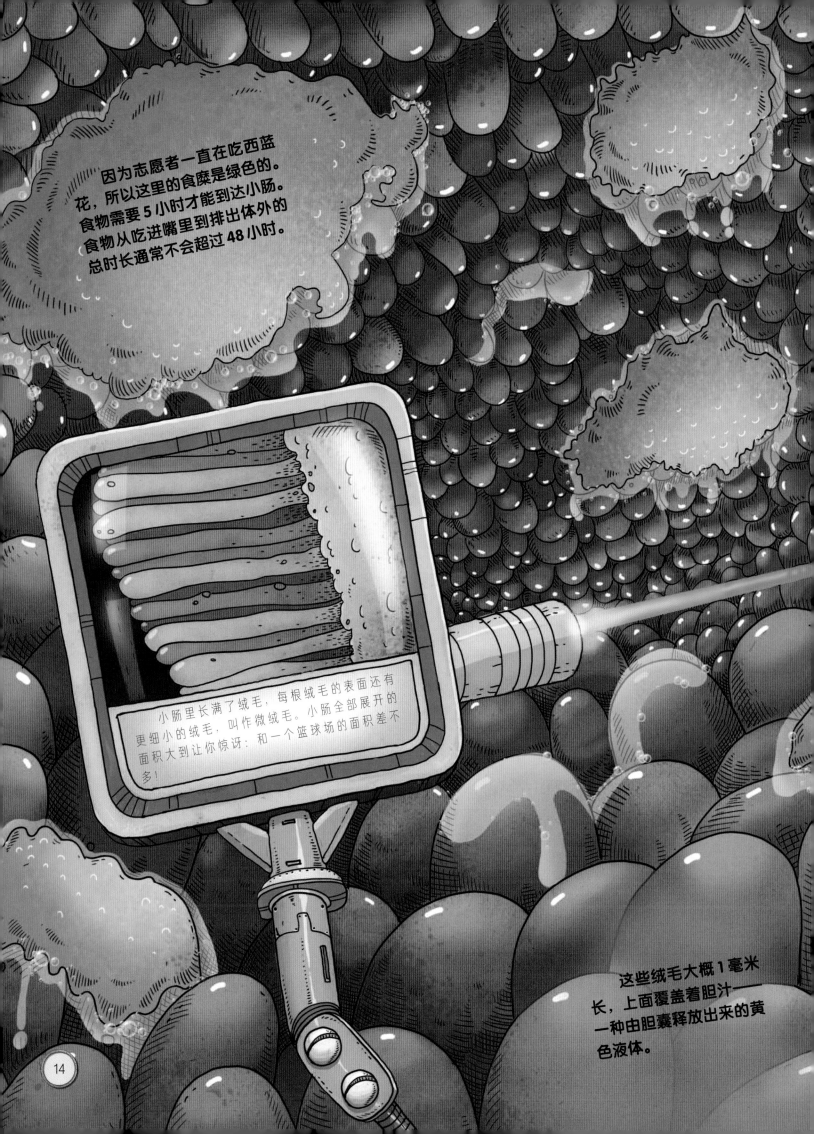

因为志愿者一直在吃西蓝花，所以这里的食糜是绿色的。食物需要5小时才能到达小肠。食物从吃进嘴里到排出体外的总时长通常不会超过48小时。

小肠里长满了绒毛，每根绒毛的表面还有更细小的绒毛，叫作微绒毛。小肠全部展开的面积大到让你惊讶：和一个篮球场的面积差不多！

这些绒毛大概1毫米长，上面覆盖着胆汁——一种由胆囊释放出来的黄色液体。

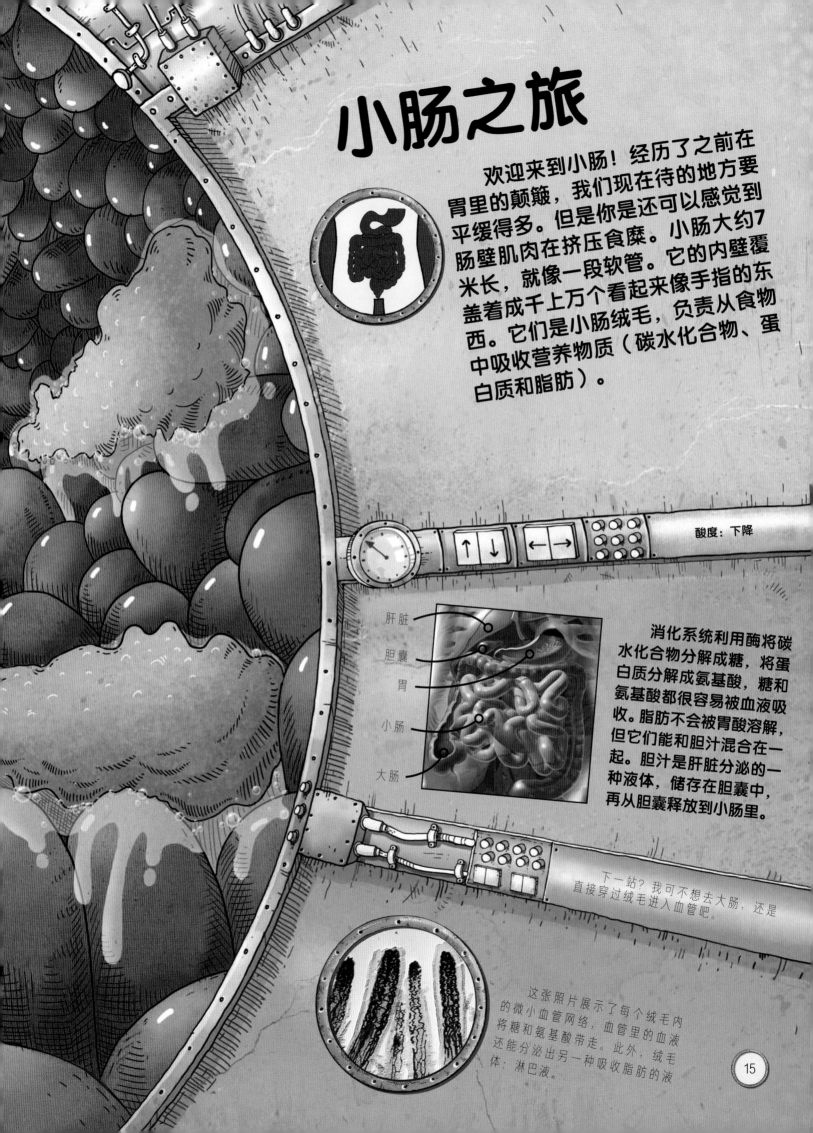

小肠之旅

欢迎来到小肠！经历了之前在胃里的颠簸，我们现在待的地方要平缓得多。但是你是还可以感觉到肠壁肌肉在挤压食糜。小肠大约7米长，就像一段软管。它的内壁覆盖着成千上万个看起来像手指的东西。它们是小肠绒毛，负责从食物中吸收营养物质（碳水化合物、蛋白质和脂肪）。

酸度：下降

肝脏
胆囊
胃
小肠
大肠

消化系统利用酶将碳水化合物分解成糖，将蛋白质分解成氨基酸，糖和氨基酸都很容易被血液吸收。脂肪不会被胃酸溶解，但它们能和胆汁混合在一起。胆汁是肝脏分泌的一种液体，储存在胆囊中，再从胆囊释放到小肠里。

下一站？我可不想去大肠，还是直接穿过绒毛进入血管吧。

这张照片展示了每个绒毛内的微小血管网络，血管里的血液将糖和氨基酸带走。此外，绒毛还能分泌出另一种吸收脂肪的液体：淋巴液。

流动的血液

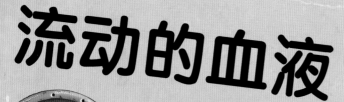

我们已经成功进到一根血管里啦！血管里流动着血液。血液的主要成分是一种叫作血清的清澈液体，里面含有从食物中汲取的营养物质。瞧，各种各样的血细胞从飞船旁边飞过！其中大部分是红细胞，它们的主要任务就是运送氧气——身体的每个细胞都需要持续的氧气供应。我现在正在努力抓住的这个是白细胞，它负责对抗细菌、真菌和病毒。那些长得像星星的东西是血小板，它们能帮助修复血管和皮肤的损伤。

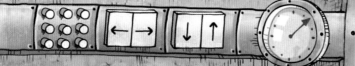

平均速度：
约5厘米/秒

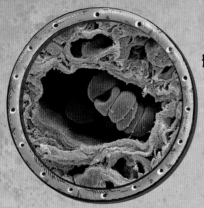

这根小血管是小动脉，一般的静脉和动脉要比它粗得多，那里的血液流速也更快。毛细血管是所有血管中最细的，它们非常狭窄，以至于血细胞得一个一个地通过。

下一站？如果我能举得动这个白细胞，我就把我们变得更小一些，进到这个白细胞里面去看一看。

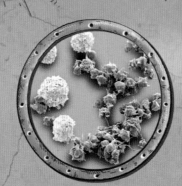

这是一张通过显微镜拍摄的白细胞和血小板的照片。照片里的血小板聚集在了一起，它们就是通过这种方式让我们的伤口愈合的。

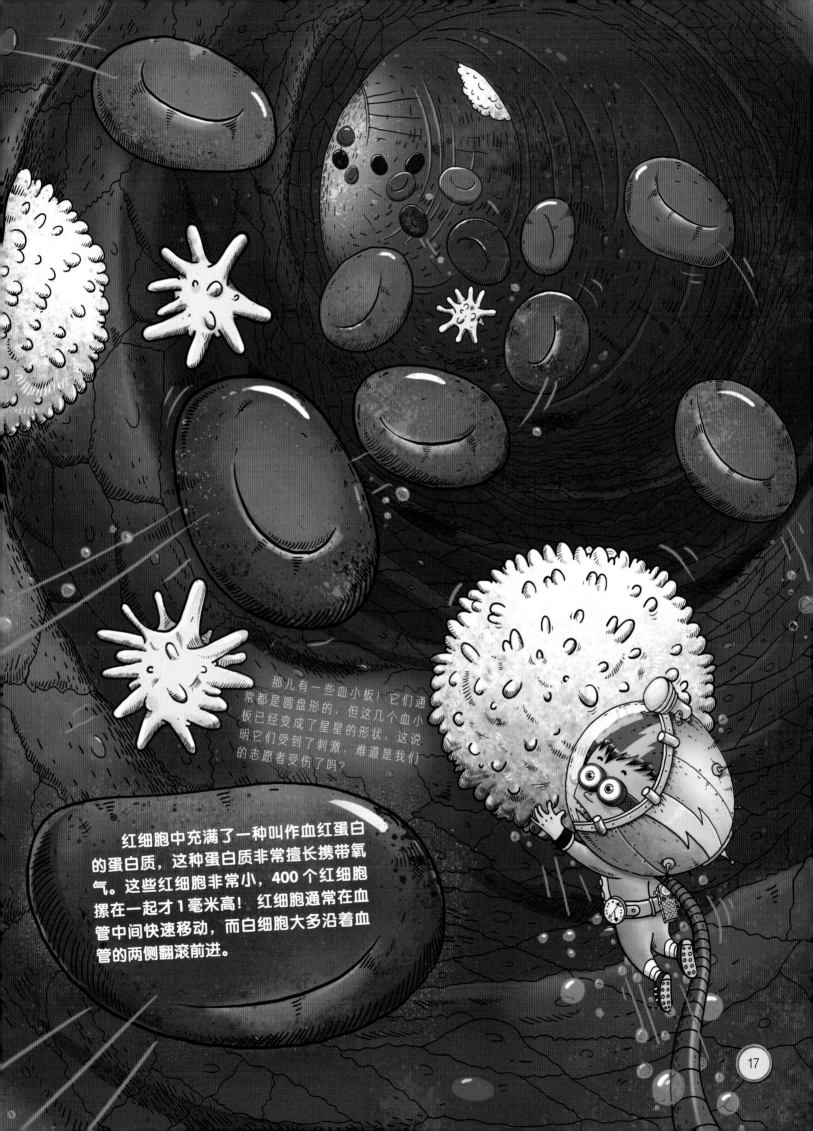

那儿有一些血小板！它们通常都是圆盘形的，但这几个血小板已经变成了星星的形状，这说明它们受到了刺激，难道是我们的志愿者受伤了吗？

红细胞中充满了一种叫作血红蛋白的蛋白质，这种蛋白质非常擅长携带氧气。这些红细胞非常小，400个红细胞摞在一起才1毫米高！红细胞通常在血管中间快速移动，而白细胞大多沿着血管的两侧翻滚前进。

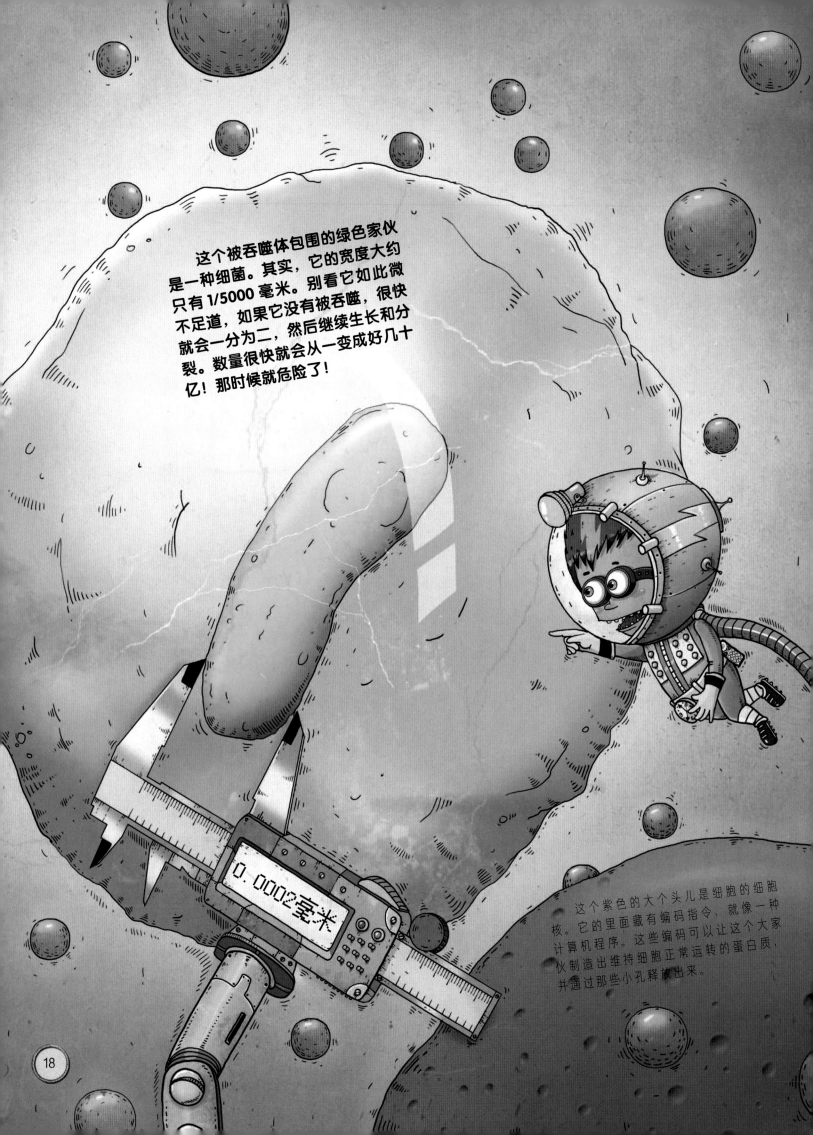

这个被吞噬体包围的绿色家伙是一种细菌。其实，它的宽度大约只有1/5000毫米。别看它如此微不足道，如果它没有被吞噬，很快就会一分为二，然后继续生长和分裂。数量很快就会从一变成好几十亿！那时候就危险了！

0.0002毫米

这个紫色的大个头儿是细胞的细胞核。它的里面藏有编码指令，就像一种计算机程序。这些编码可以让这个大家伙制造出维持细胞正常运转的蛋白质，并通过那些小孔释放出来。

白细胞战士

我还是头一次变得这么小呢！现在，我们正在一个中性粒细胞的身体里，这个细胞大约只有1/100毫米那么长，它是最常见的一种白细胞，对于抵抗细菌感染有至关重要的作用。这些细胞会爬来爬去，寻找并杀死细菌！此时此刻，大约有1000亿个中性粒细胞正在志愿者的血液中循环流动。和大多数细胞一样，这种细胞也是无色的，有点儿像透明的塑料。但是，为了让大家方便观看，我从飞船上释放了色素，将细胞的不同部分染成了不同的颜色。

感染风险：
低风险

这张模拟彩色照片中显示的，就是我们正在观察的这个中性粒细胞，它正在完成它的工作——吞噬细菌。细菌被中性粒细胞吞噬后，会被一个叫作吞噬小体的脂肪泡吞没，紧接着一些更小的叫作溶酶体的小泡泡（飞船外被染成粉红色的就是它）会释放有毒化学物质来杀死细菌。

下一站？我刚刚收到最新的消息，我们的志愿者受伤了！我们快去看看。

溶酶体真是好样的，它们可以杀死细菌！

细胞核里有命令细胞工作的指令。这些指令作为代码被写在一种叫作DNA的化学物质内，DNA的分子非常长，具有双螺旋的扭转结构。

DNA分子的一小部分。

19

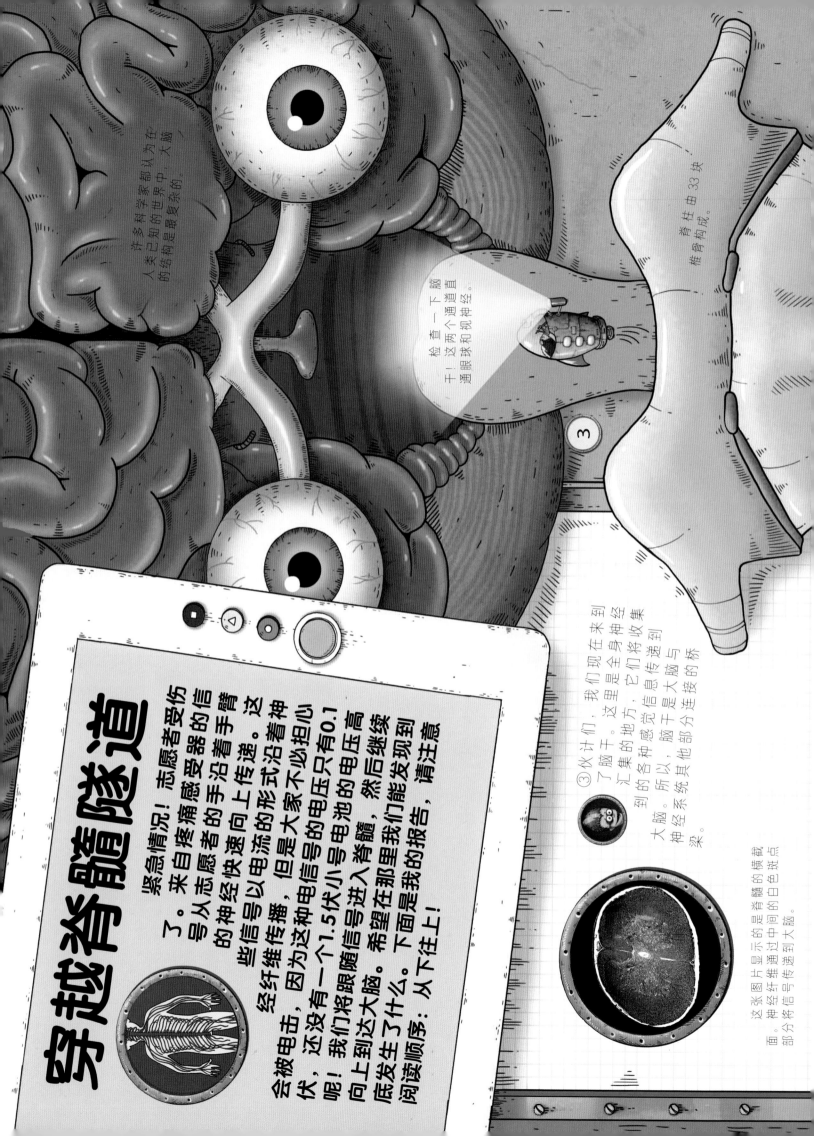

穿越脊髓隧道

许多科学家都认为在人类已知的世界中，大脑是最复杂的结构的。

脊柱由33块椎骨构成。

检查一下通道直了脑干！这两个通道直通眼球和视神经。

紧急情况！志愿者受伤了。来自疼痛感受器的信号从志愿者的手臂向上传送。这些信号以电流的形式沿着神经纤维传播，因为这种电信号的电压只有0.1伏，还没有一个1.5伏小号电池的电压高呢！我们将跟随信号进入脊髓，向上到达大脑。希望在那里我能发现到底发生了什么。下面是我的报告，请注意阅读顺序：从下往上！

③伙计们，我们现在来到了脑干。这里是全身神经汇集的地方，它们将收集到的各种感觉信息传送到大脑。所以，脑干是大脑与神经系统其他部分连接的桥梁。

这张图片显示的是脊髓的横截面，神经纤维通过中间的白色斑点部分将信号传送到大脑。

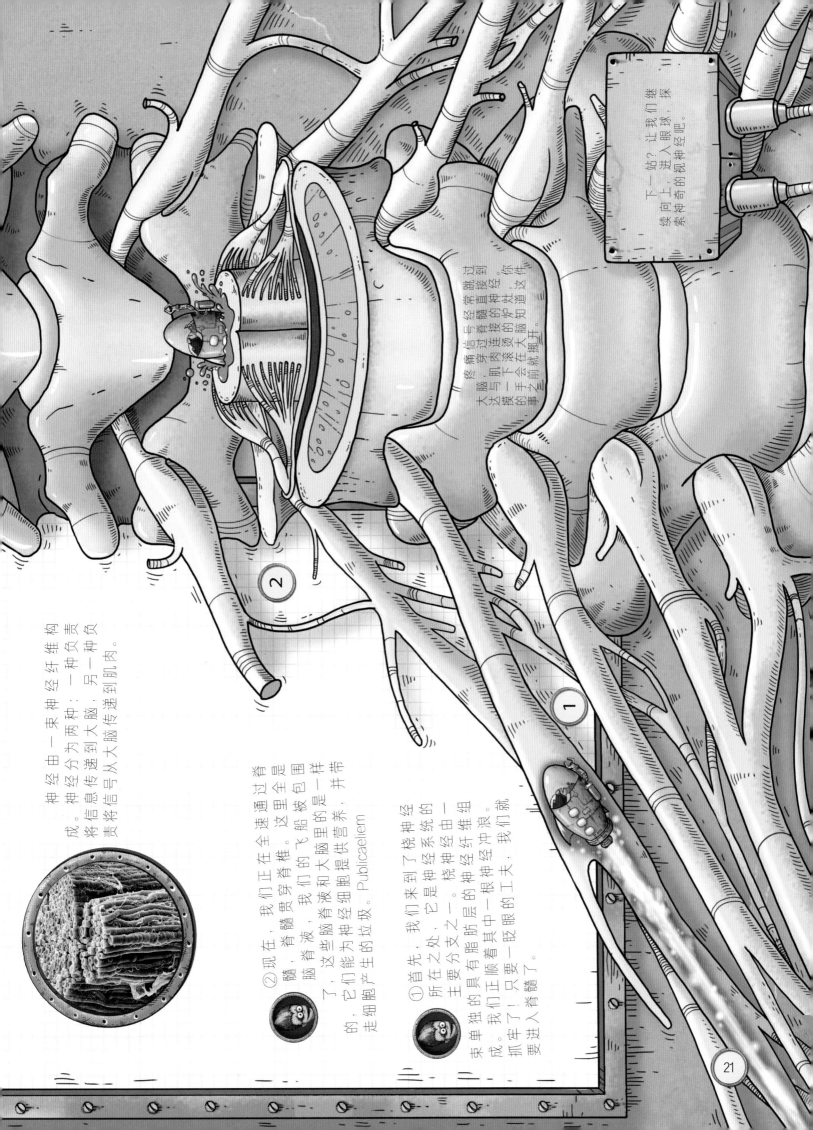

神经由一束神经纤维构成。神经分为两种：一种负责将信息传递到大脑，另一种负责将信号从大脑传递到肌肉。

②现在，我们正在全速通过脊髓。脊髓贯穿脊椎。这里被全围绕着脊液，我们的飞船被包围了。这些脑脊液和大脑里的是一样的。它们能为神经细胞提供营养，并带走细胞产生的垃圾。Publicaeliem

①首先，我们来到了椎神经所在之处。它是神经系统的主要分支之一。椎神经由一束单独的具有脂肪层的神经纤维组成。我们正顺着其中一根神经冲浪。抓牢了！只要一眨眼的工夫，我们就要进入脊髓了。

疼痛信号经常跳过大脑与肌肉连接的炉丝连接的神经，经过肌肉直接到达，滚一下会在大脑知道这件摸的手会在之前就抓牙。你

下一站？让我们继续向上，进入眼球，探索向奇的视神经吧。

细胞丛林

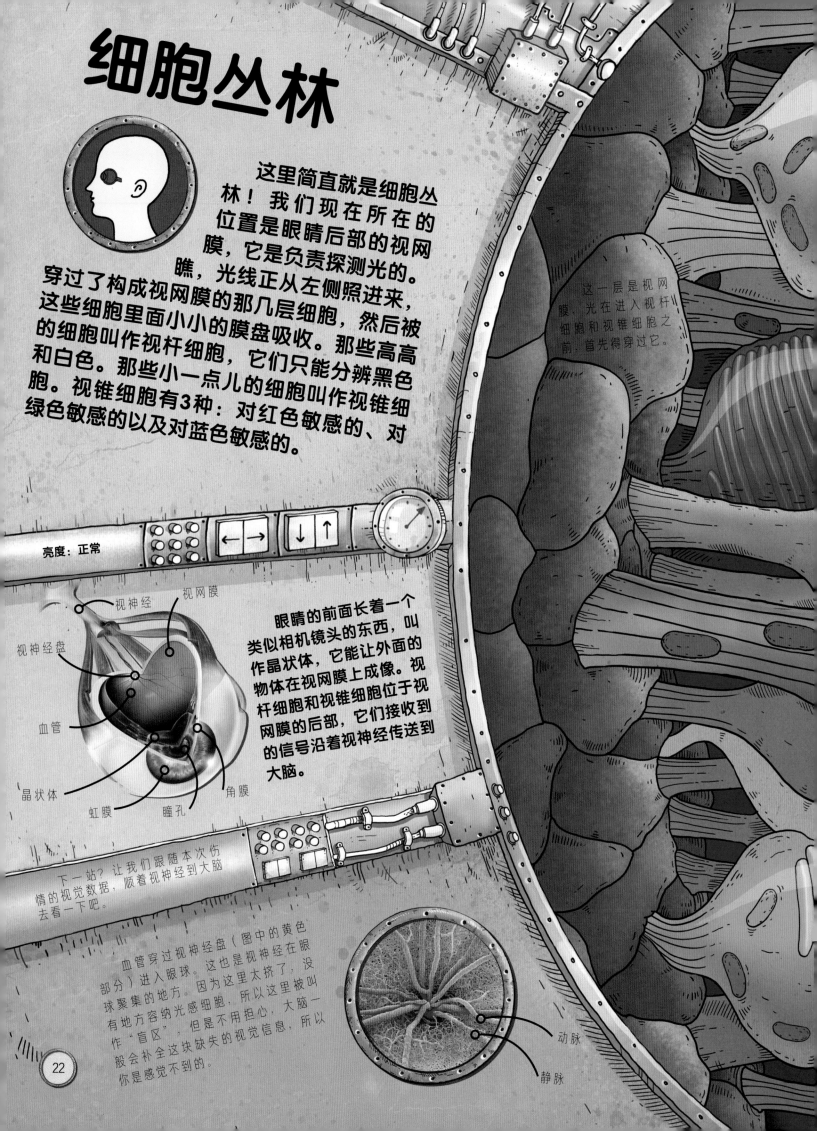

这里简直就是细胞丛林！我们现在所在的位置是眼睛后部的视网膜，它是负责探测光的。光线正从左侧照进来，穿过了构成视网膜的那几层细胞，然后被这些细胞里面小小的膜盘吸收。那些高高的细胞叫作视杆细胞，它们只能分辨黑色和白色。那些小一点儿的细胞叫作视锥细胞。视锥细胞有3种：对红色敏感的、对绿色敏感的以及对蓝色敏感的。

这一层是视网膜，光在进入视杆细胞和视锥细胞之前，首先得穿过它。

亮度：正常

视神经

视网膜

视神经盘

血管

晶状体

虹膜

瞳孔

角膜

眼睛的前面长着一个类似相机镜头的东西，叫作晶状体，它能让外面的物体在视网膜上成像。视杆细胞和视锥细胞位于视网膜的后部，它们接收到的信号沿着视神经传送到大脑。

下一站？让我们跟随本次伤情的视觉数据，顺着视神经到大脑去看一下吧。

血管穿过视神经盘（图中的黄色部分）进入眼球。这也是视神经在眼球聚集的地方。因为这里太挤了，没有地方容纳光感细胞，所以这里被叫作"盲区"，但是不用担心，大脑一般会补全这块缺失的视觉信息，所以你是感觉不到的。

动脉

静脉

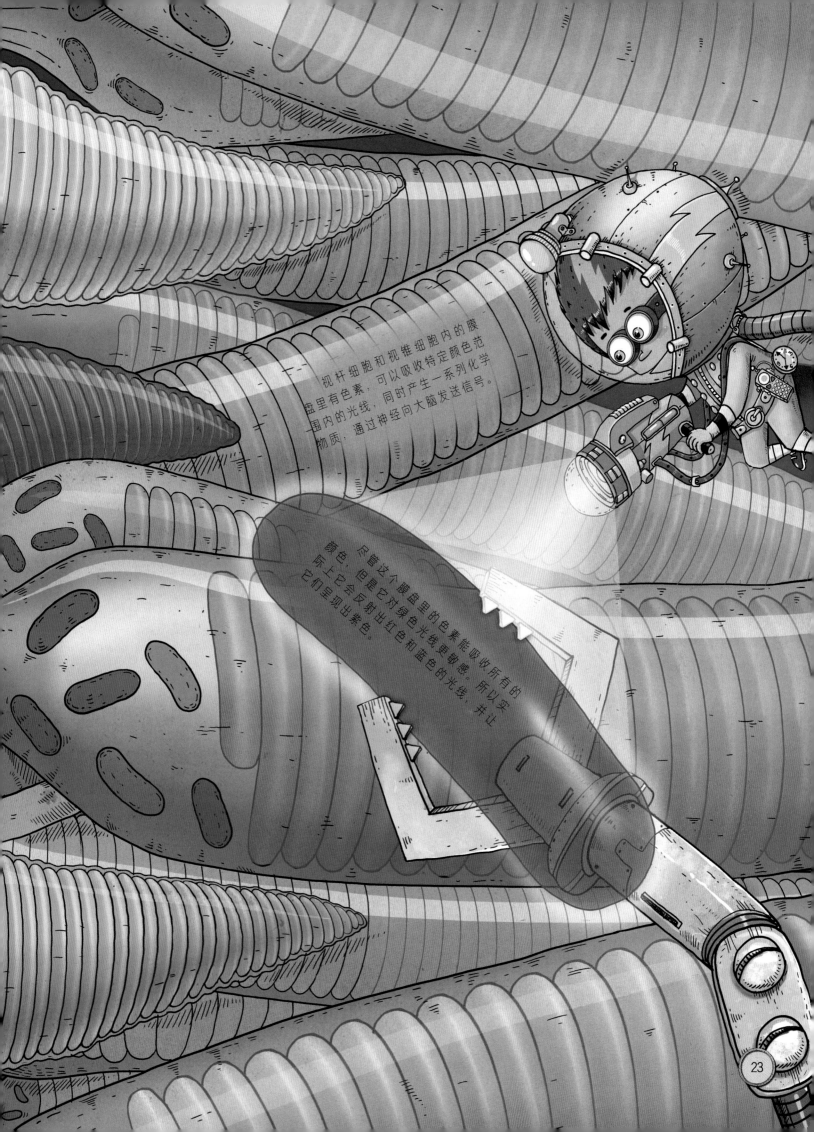

视杆细胞和视锥细胞内的膜盘里有色素，可以吸收特定颜色范围内的光线，同时产生一系列化学物质，通过神经向大脑发送信号。

颜色。尽管这个膜盘里的色素能吸收所有的乐上它它它乐上它它会反射出红色和蓝色的光线，并让它们呈现出紫色。

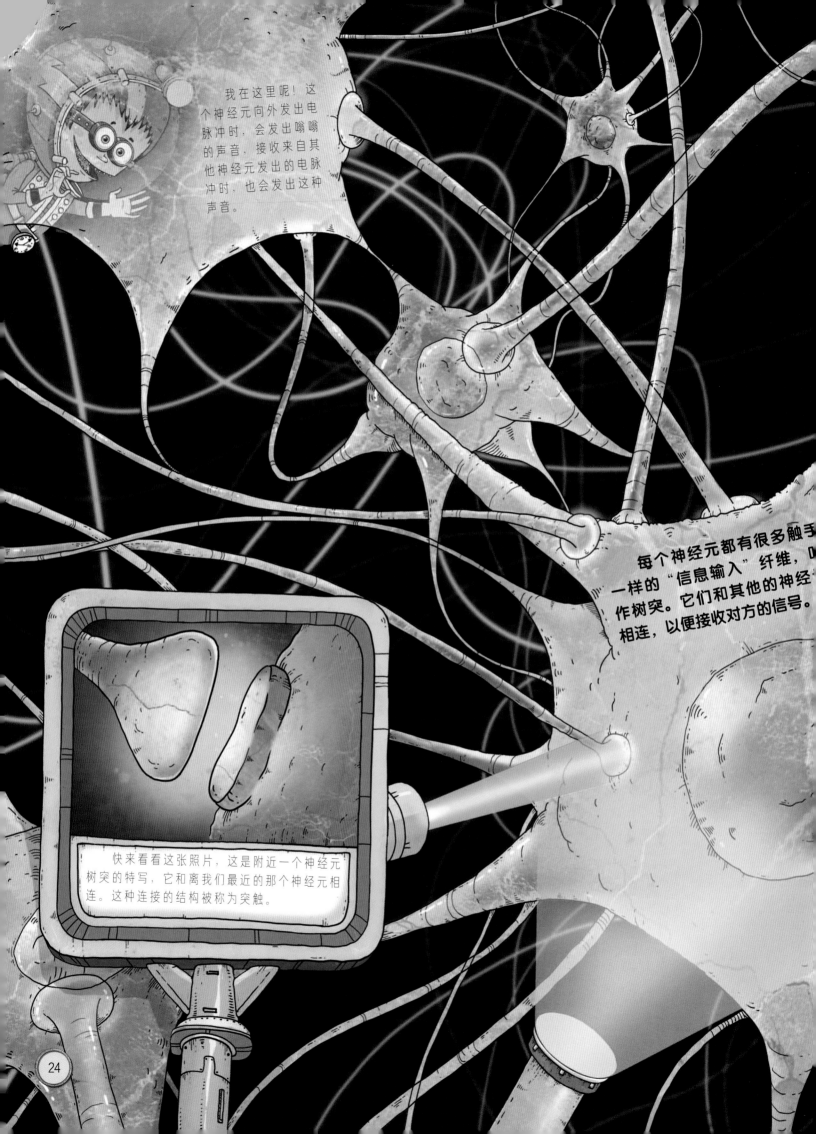

我在这里呢！这个神经元向外发出电脉冲时，会发出嗡嗡的声音，接收来自其他神经元发出的电脉冲时，也会发出这种声音。

每个神经元都有很多触手一样的"信息输入"纤维，叫作树突。它们和其他的神经元相连，以便接收对方的信号。

快来看看这张照片，这是附近一个神经元树突的特写，它和离我们最近的那个神经元相连。这种连接的结构被称为突触。

人体指挥中心

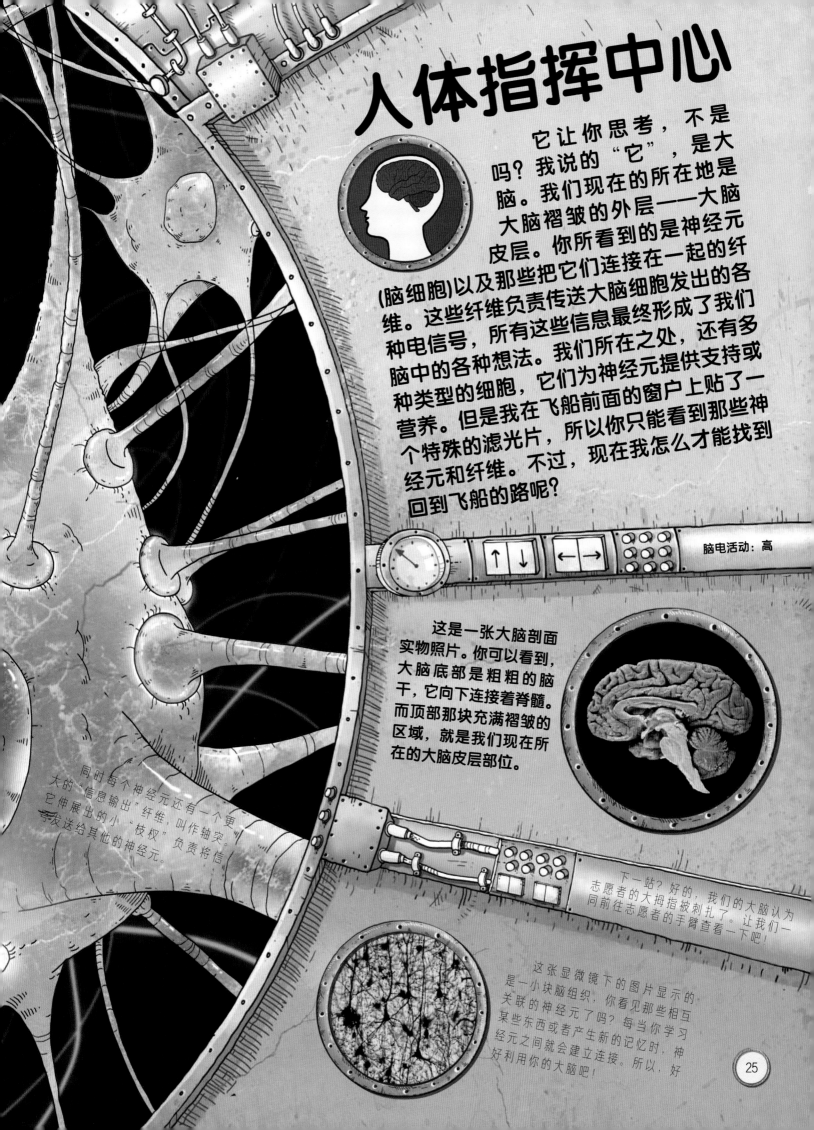

它让你思考，不是吗？我说的"它"，是大脑。我们现在的所在地是大脑褶皱的外层——大脑皮层。你所看到的是神经元（脑细胞）以及那些把它们连接在一起的纤维。这些纤维负责传送大脑细胞发出的各种电信号，所有这些信息最终形成了我们脑中的各种想法。我们所在之处，还有多种类型的细胞，它们为神经元提供支持或营养。但是我在飞船前面的窗户上贴了一个特殊的滤光片，所以你只能看到那些神经元和纤维。不过，现在我怎么才能找到回到飞船的路呢？

脑电活动：高

同时每个神经元还有一个更大的"信息输出"纤维，叫作轴突。它伸展出的小"枝杈"负责将信号发送给其他的神经元。

这是一张大脑剖面实物照片。你可以看到，大脑底部是粗粗的脑干，它向下连接着脊髓。而顶部那块充满褶皱的区域，就是我们现在所在的大脑皮层部位。

下一站？好的，我们的大脑认为志愿者的大拇指被刺扎了。让我们一同前往志愿者的手臂查看一下吧！

这张显微镜下的图片显示的是一小块脑组织，你看见那些相互关联的神经元了吗？每当你学习某些东西或者产生新的记忆时，神经元之间就会建立连接。所以，好好利用你的大脑吧！

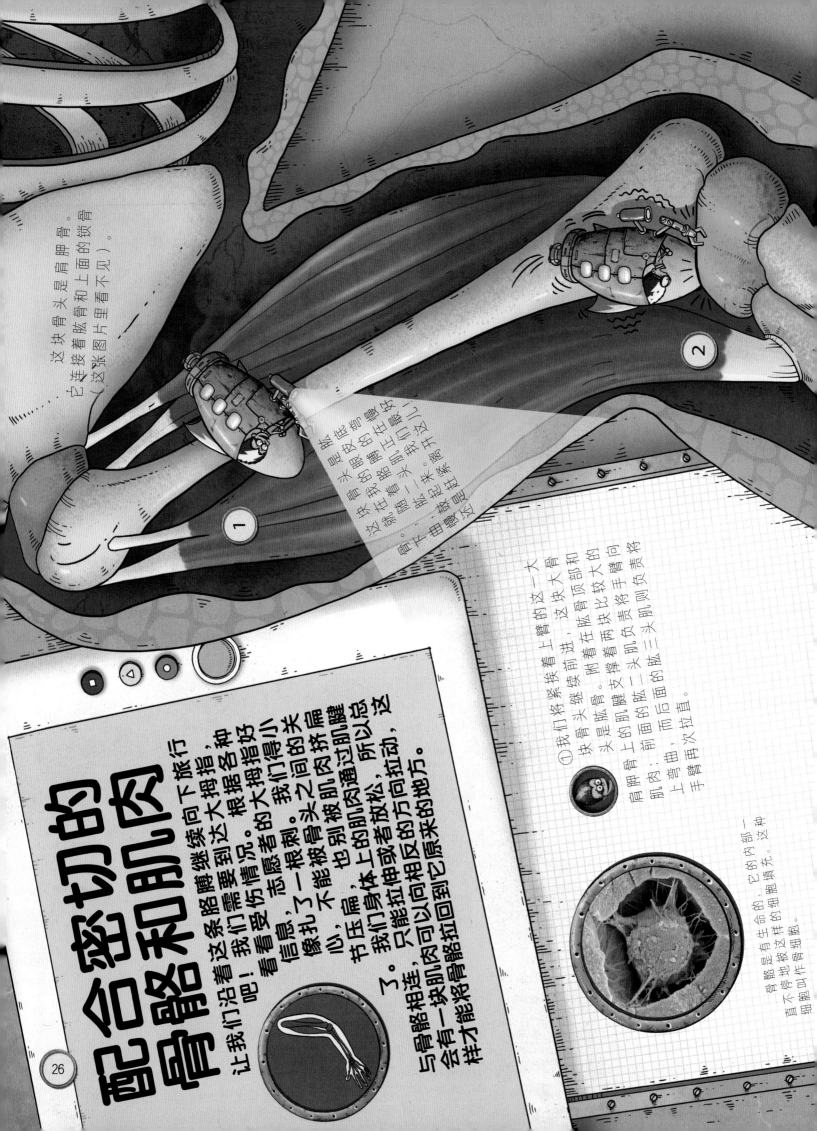

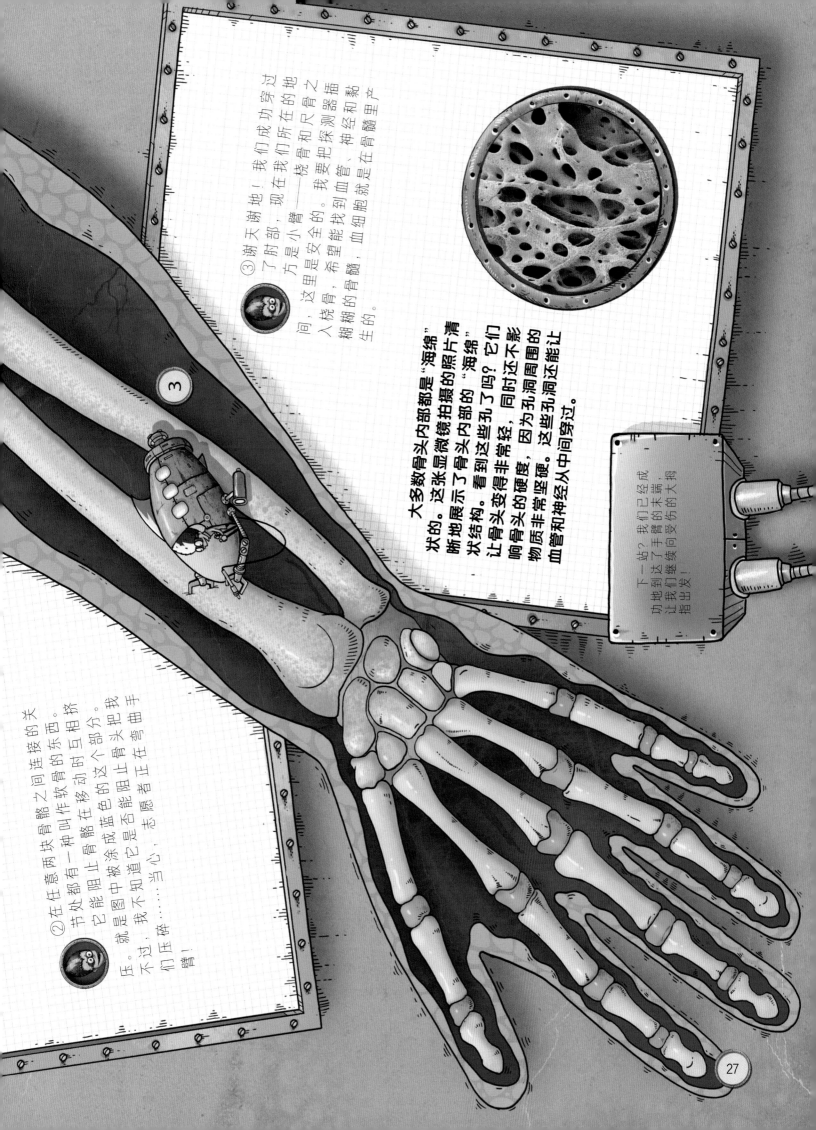

③谢天谢地！我们成功穿过了肘部。现在我们所在的地方是小臂——桡骨和尺骨之间，这里是安全的。我要把探测器插入桡骨，希望能找到血管、神经和黏糊糊的骨髓，血细胞就是在骨髓里产生的。

大多数骨头内部都是"海绵"状的。这张显微镜拍摄的照片清晰地展示了骨头内部的"海绵"状结构。看到这些孔了吗？它们让骨头变得非常轻，同时还不影响骨头的硬度，因为孔洞周围的物质非常坚硬。这些孔洞还能让血管和神经从中间穿过。

下一站？我们已经成功地到达了手臂的末端，让我们继续向受伤的大拇指出发！

②在任意两块骨骼之间连接的关节处都有一种叫作软骨的东西。它能阻止骨骼在移动时与相互挤压。它是图中被涂成蓝色的这个部分。就是它阻止了骨头把我们压碎。不过，我不知道它是否愿意志愿者心……当心，我们压碎！臂！

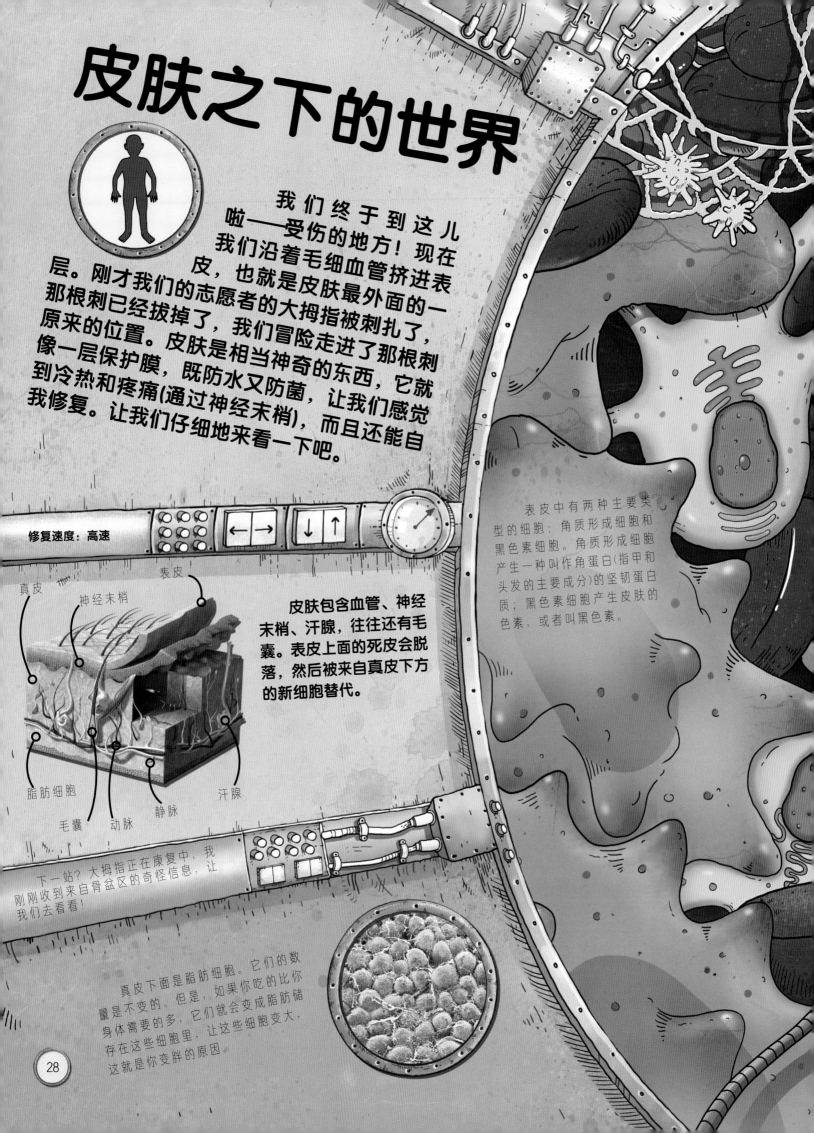

皮肤之下的世界

我们终于到这儿啦——受伤的地方！现在我们沿着毛细血管挤进表皮，也就是皮肤最外面的一层。刚才我们的志愿者的大拇指被刺扎了，那根刺已经拔掉了，我们冒险走进了那根刺原来的位置。皮肤是相当神奇的东西，它就像一层保护膜，既防水又防菌，让我们感觉到冷热和疼痛(通过神经末梢)，而且还能自我修复。让我们仔细地来看一下吧。

修复速度：高速

真皮
神经末梢
表皮
脂肪细胞
毛囊　动脉　静脉　汗腺

皮肤包含血管、神经末梢、汗腺，往往还有毛囊。表皮上面的死皮会脱落，然后被来自真皮下方的新细胞替代。

表皮中有两种主要类型的细胞：角质形成细胞和黑色素细胞。角质形成细胞产生一种叫作角蛋白(指甲和头发的主要成分)的坚韧蛋白质；黑色素细胞产生皮肤的色素，或者叫黑色素。

下一站？大拇指正在康复中，我刚刚收到来自骨盆区的奇怪信息，让我们去看看！

真皮下面是脂肪细胞。它们的数量是不变的。但是，如果你吃的比你身体需要的多，它们就会变成脂肪储存在这些细胞里，让这些细胞变大，这就是你变胖的原因。

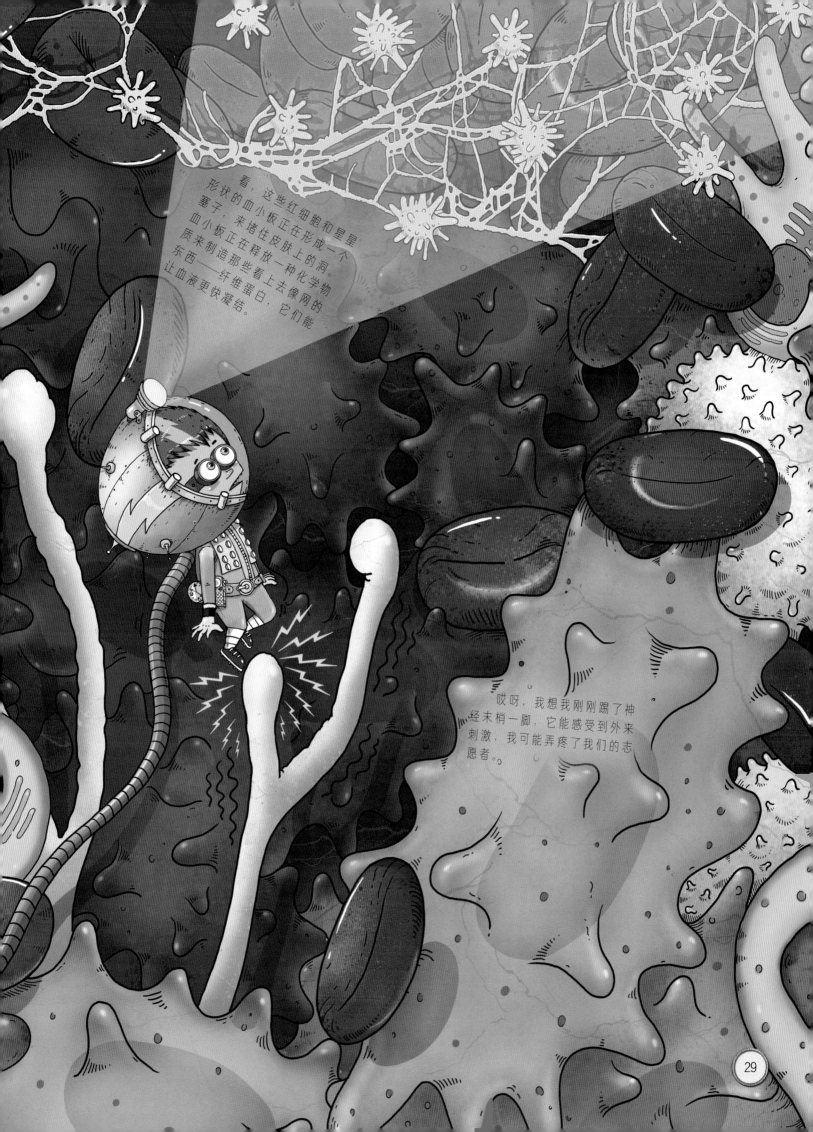

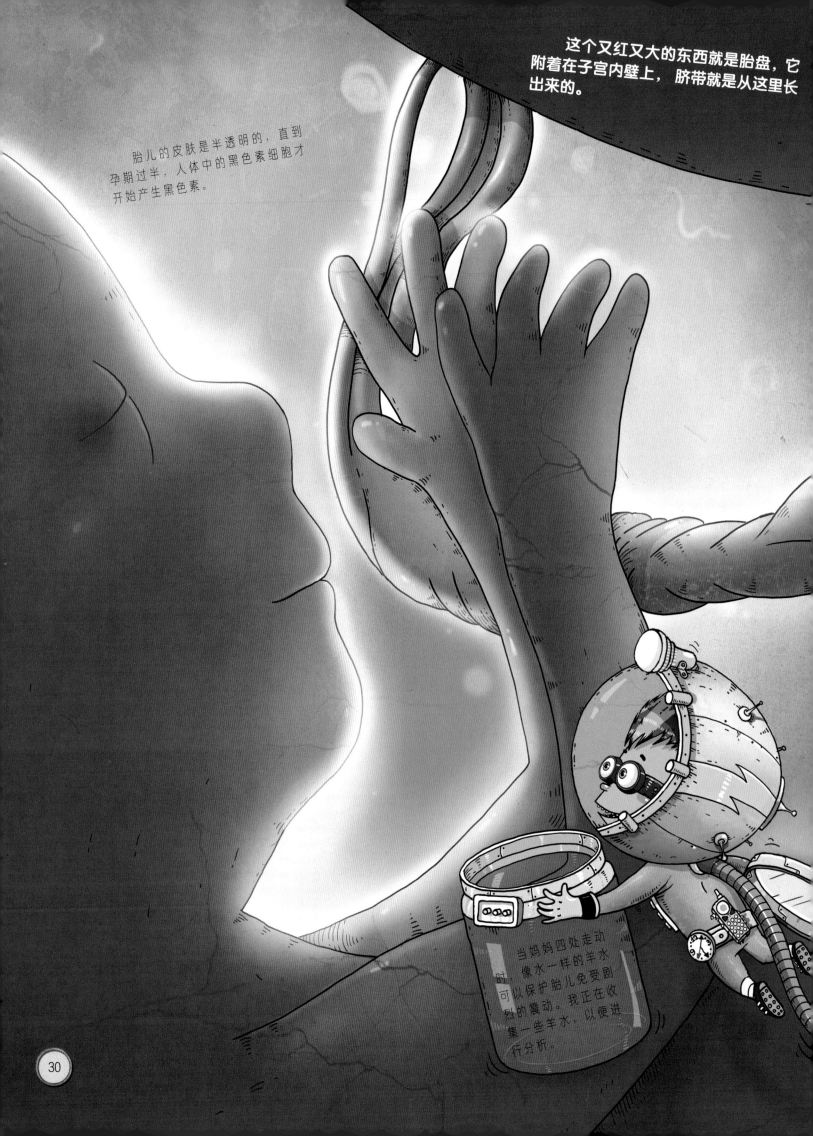

这个又红又大的东西就是胎盘，它附着在子宫内壁上，脐带就是从这里长出来的。

胎儿的皮肤是半透明的，直到孕期过半，人体中的黑色素细胞才开始产生黑色素。

当妈妈四处走动时，像水一样的羊水可以保护着胎儿免受剧烈的震动。我正在收集一些羊水，以便进行分析。

发现新生命

重大新闻：我们的志愿者是一名女性，而且她怀孕了！天哪，我们真幸运！现在我们就在子宫里，胎儿正在发育。就在16周前，它还只不过是一个细胞，现在你再看看它！大约再过24周，宝宝就出生了。宝宝在这里又安全又温暖，漂浮在羊水中，通过一条叫作脐带的生命线来接收营养和氧气，这条脐带和宝宝的肚子相连。我们最好保持安静，别吵到这个刚刚能听到声音的小宝宝。

现在扫描机器人正在向我们展示的是脐带中的两条动脉和一条静脉的横截面。

胎儿年龄：16周

胃
小肠
胎盘
胎儿
膀胱

女人体内的子宫是每一个人曾经居住成长的地方。这真是太神奇了，不是吗？怀孕期间，子宫从一个橘子般大小长到一个西瓜般大小，在这个过程中，它周围的器官会不断被挤压。怀孕9个月后，胎儿准备出生了。

下一站？你能听到从遥远的地方传过来的怦怦的心跳声吗？让我们出发去那里看看吧！

新生命起源于一个细胞，这个细胞分裂成两个细胞，然后每一个细胞继续分裂，再分裂，接着分裂。这张模拟彩色图片显示的是针头上的一个人类胚胎，它由16个细胞组成。想不到吧，这就是你曾经的样子！

跳动的心脏

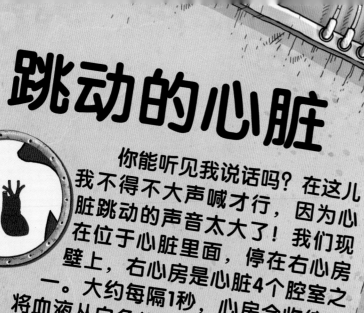

你能听见我说话吗？在这儿我不得不大声喊才行，因为心脏跳动的声音太大了！我们现在位于心脏里面，停在右心房壁上，右心房是心脏4个腔室之一。大约每隔1秒，心房会收缩一次，将血液从白色的开口挤压到下一个腔室——右心室。那个白色的东西是瓣膜，它让血液只能单向流动。当心室充满血液时，它会收缩，将血液推向肺部，从那里收集氧气。

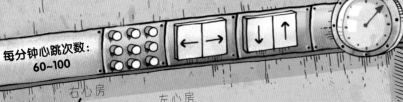

每分钟心跳次数：
60~100

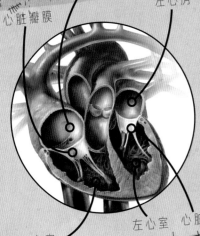

心脏瓣膜
右心房
左心房
右心室
左心室　心脏瓣膜

右心室将血液挤压到肺部，从那里获取氧气以后再返回心脏，进入左心房，再从那里被推入左心室，最后左心室将富含氧气的血液泵出运送到全身。

下一站？我们将开启从瓣膜到右心室再到肺部的颠簸之旅！

这是一张显微镜下的心肌细胞内部结构照片，看到线粒体了吗？就是黄色的部分，它非常微小，负责给细胞提供能量。

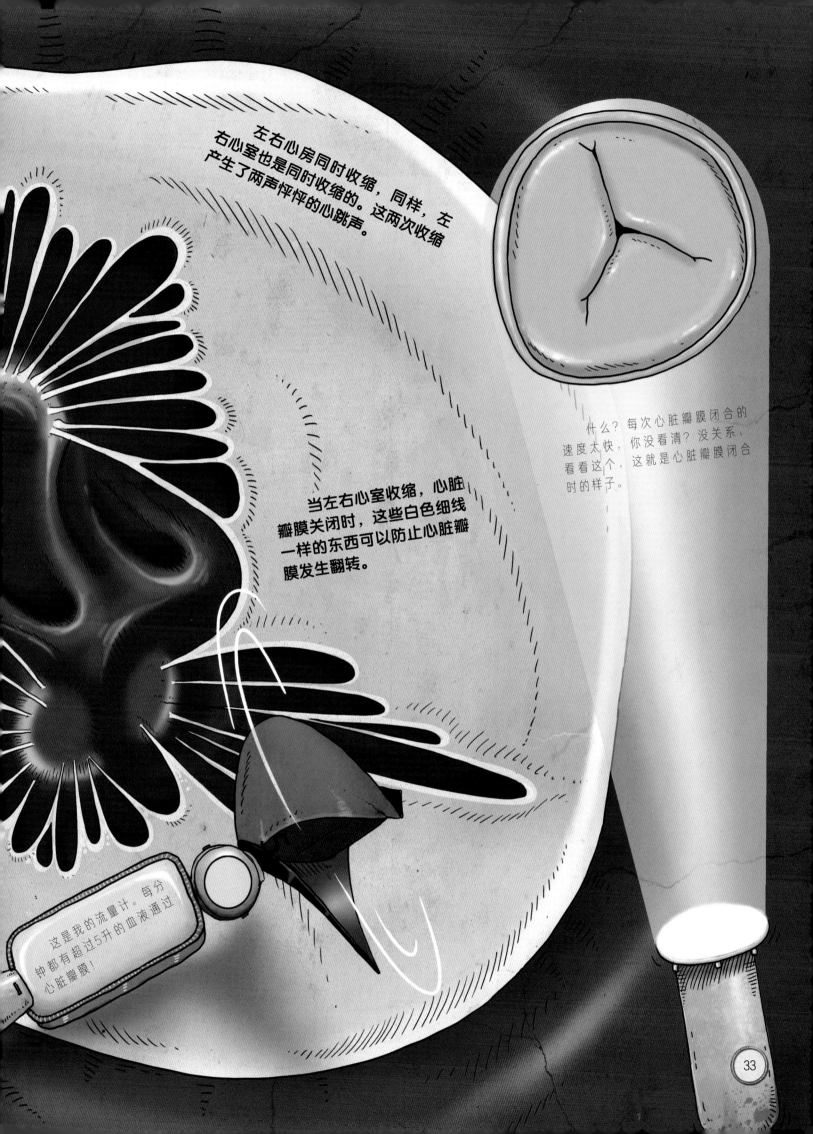

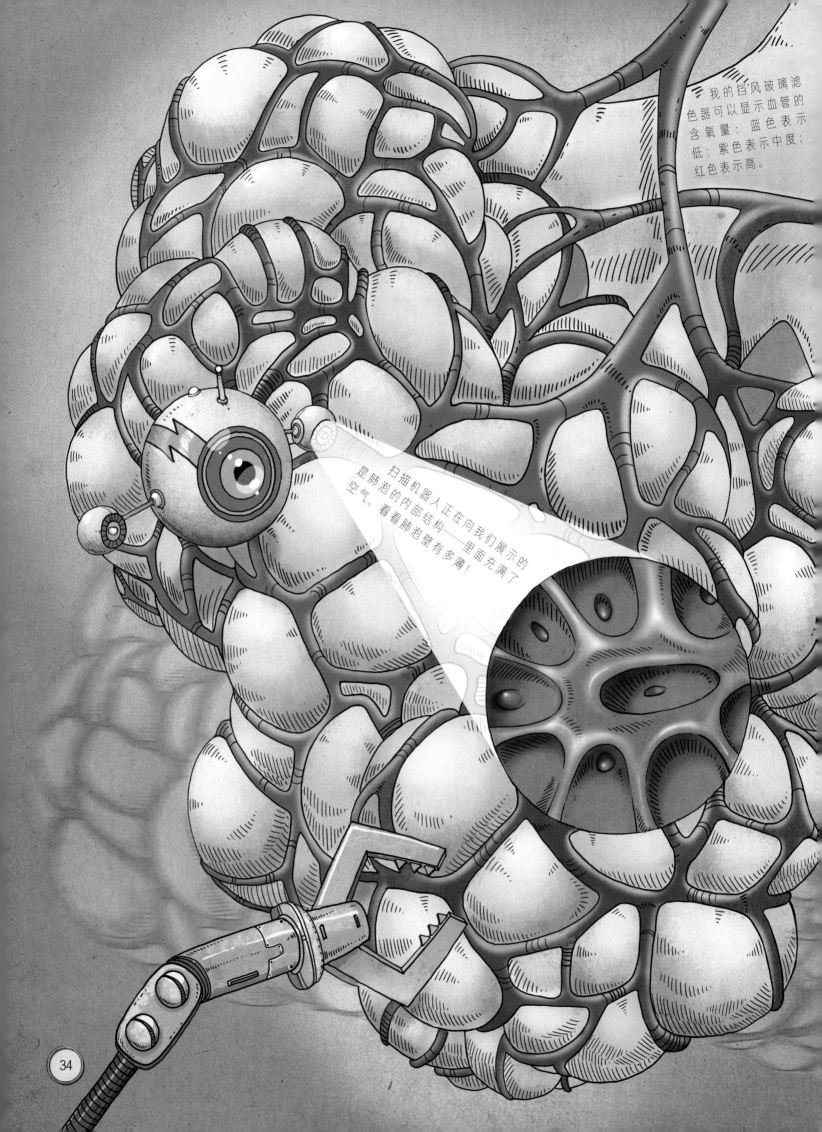

呼吸的秘密

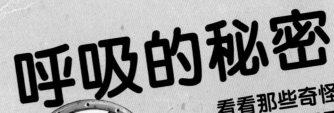

看看那些奇怪的泡泡！它们是肺泡，里面充满了刚刚吸入的空气。每个肺泡的肺泡壁都非常薄，这样氧气才能进入肺泡附近的血管里。让我来告诉你它有多大——1个肺泡的直径跟1张纸的厚度差不多，每个肺里大约有5亿个肺泡。现在再看看它们，当我们的志愿者呼气时，肺泡会缩小到原来的一半大小。

横膈膜是腹部的一大块肌肉，它可以拉动肺部，让肺部扩张，以便空气进入人体。

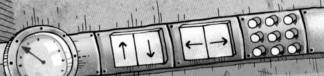

含氧量：上升

整个肺部看上去有点儿像一棵倒立的树。气管就是树干，从气管分出来的两个管子，叫作支气管，就像树上的大树枝，这两根管子再次分成许多细支气管，就像树上的小枝杈。

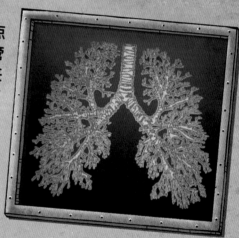

二氧化碳是身体产生的废物，它从血液进入肺泡，然后通过呼气排出体外。

下一站？屏住呼吸，别眨眼！我要开着飞船挤进一个肺泡里，看着气管向上，到鼻子里去。

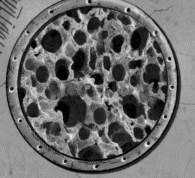

这是一张肺泡的照片，里面像海绵一样充满了空气。这张照片是用显微镜拍摄的，为了更加清晰地展示空气囊的形态，我们对它进行了模拟显色处理。

终点站：嗅觉世界

现在我们在志愿者的鼻子里，我很遗憾地通知大家：这里就是我们这次旅行的终点。飞船停靠在鼻腔的顶部，准确地说是在嗅觉上皮上，它是负责闻味道的表皮。往那边看，看到那些来回摆动的微小毛发了吗？它们叫纤毛，周围满是鼻涕、灰尘和细菌。但我最感兴趣的是这些长有斑点和触手的奇怪东西，它们是嗅觉感受器，长有一条连接大脑的专线。一会儿我把这只臭袜子放到它们旁边晃一晃，它们就会让大脑发出打喷嚏的指令，到时候我们就能出去了！

气味类型：恶臭

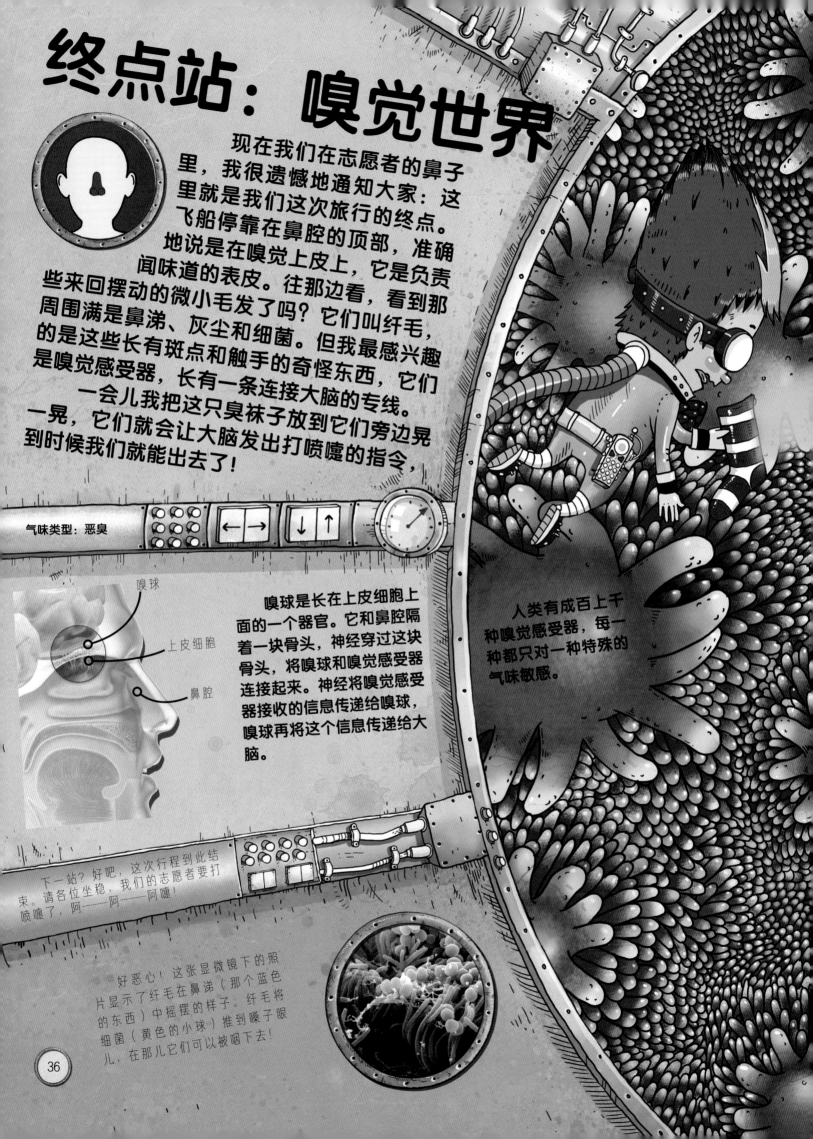

嗅球是长在上皮细胞上面的一个器官。它和鼻腔隔着一块骨头，神经穿过这块骨头，将嗅球和嗅觉感受器连接起来。神经将嗅觉感受器接收的信息传递给嗅球，嗅球再将这个信息传递给大脑。

嗅球
上皮细胞
鼻腔

人类有成百上千种嗅觉感受器，每一种都只对一种特殊的气味敏感。

下一站？好吧，这次行程到此结束。请各位坐稳，我们的志愿者要打喷嚏了，阿——阿——阿嚏！

好恶心！这张显微镜下的照片显示了纤毛在鼻涕（那个蓝色的东西）中摇摆的样子。纤毛将细菌（黄色的小球）推到嗓子眼儿，在那儿它们可以被咽下去！

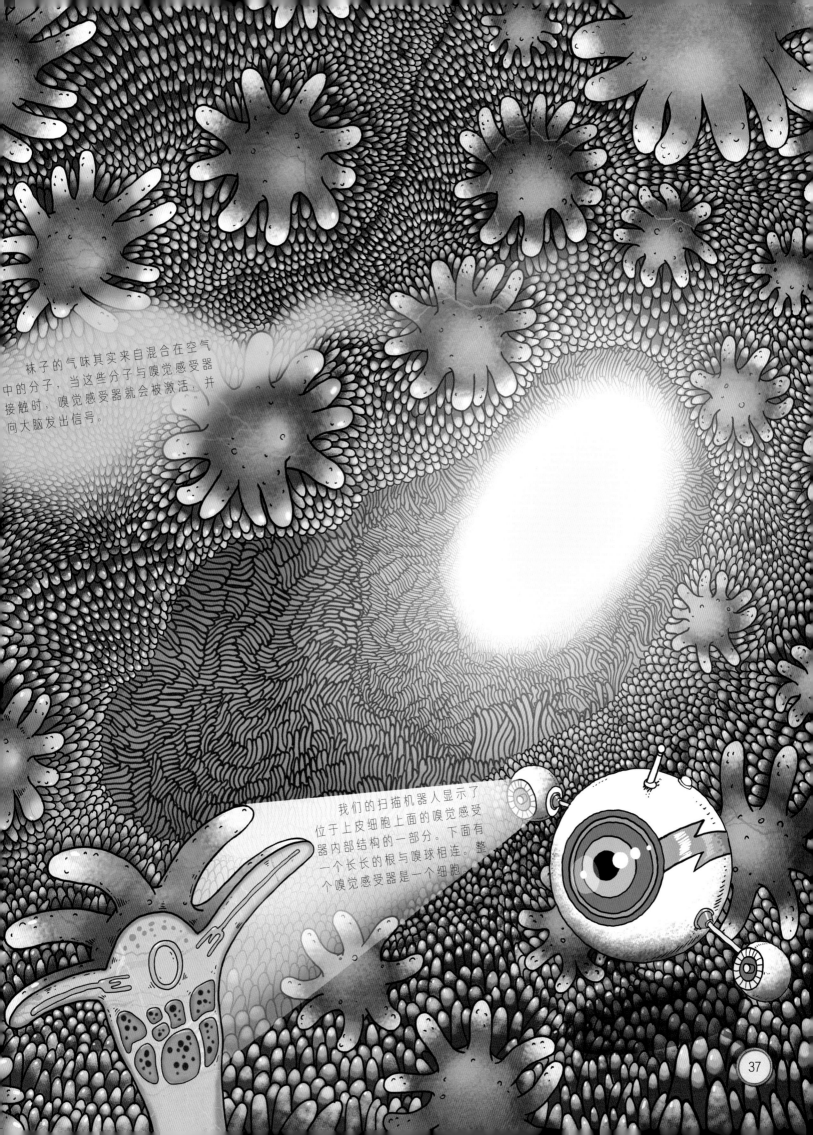

袜子的气味其实来自混合在空气中的分子，当这些分子与嗅觉感受器接触时，嗅觉感受器就会被激活，并向大脑发出信号。

我们的扫描机器人显示了位于上皮细胞上面的嗅觉感受器内部结构的一部分。下面有一个长长的根与嗅球相连。整个嗅觉感受器是一个细胞。

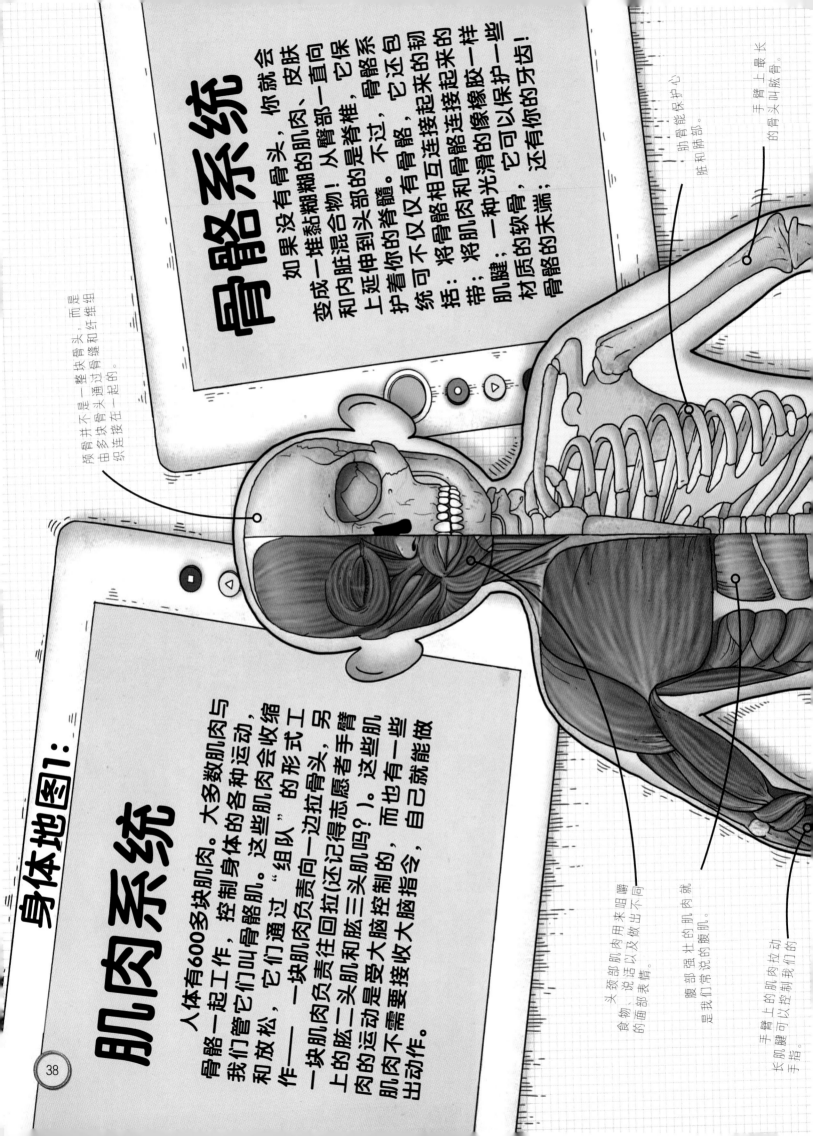

骨骼系统

如果没有骨头，你就会变成一堆黏糊糊的肌肉、和内脏的混合物！皮肤上的肌肉一直向下延伸到头部的是脊椎，护着你的脊髓。不过，骨骼系统可不仅仅有骨头，它还包括：将骨骼相互连接起来的韧带；将肌肉和骨骼连接起来的肌腱；一种光滑的像橡胶一样的材质的软骨，它可以保护一些骨骼的末端；还有你的牙齿！

头部的骨头不是一整块骨头，而是由多块头骨通过骨缝和纤维组织连接在一起的。

肋骨能保护心脏和肺部。

手臂上最长的骨头叫肱骨。

身体地图1:

肌肉系统

人体有600多块肌肉。大多数肌肉与骨骼一起工作，控制身体的各种运动，我们管它们叫骨骼肌。这些肌肉会收缩和放松，就像它们通过"组队"的形式工作——一块肌肉负责往回拉（还记得恋恋不舍的是脊椎，另一块肌肉负责往回拉（还记得恋恋不舍的是脊椎，骨骼系上的肱二头肌和肱三头肌吗？）。这些肌肉的运动是受大脑控制的，而也有一些肌肉不需要接收大脑指令，自己就能做出动作。

头颈部肌肉用来咀嚼食物、说话以及做出不同的面部表情。

腹部强壮的肌肉就是我们常说的腹肌。

手臂上的肌肉拉动长肌腱可以控制我们的手指。

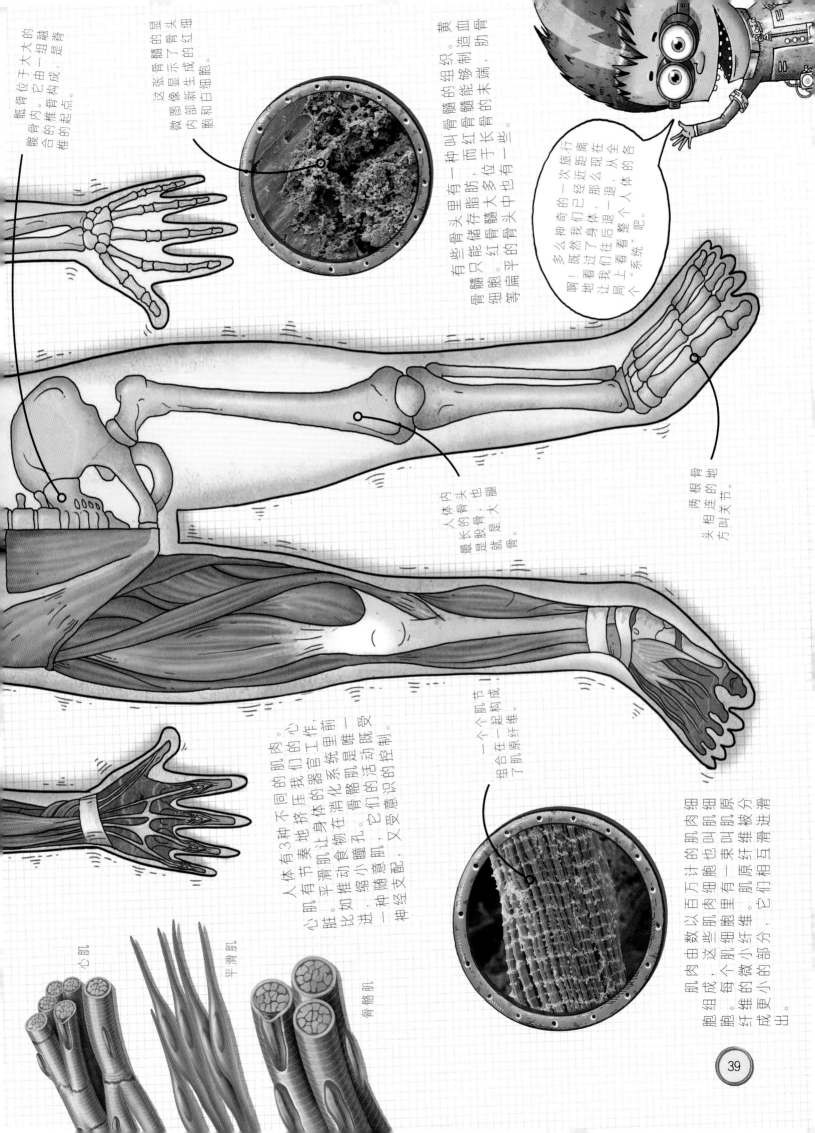

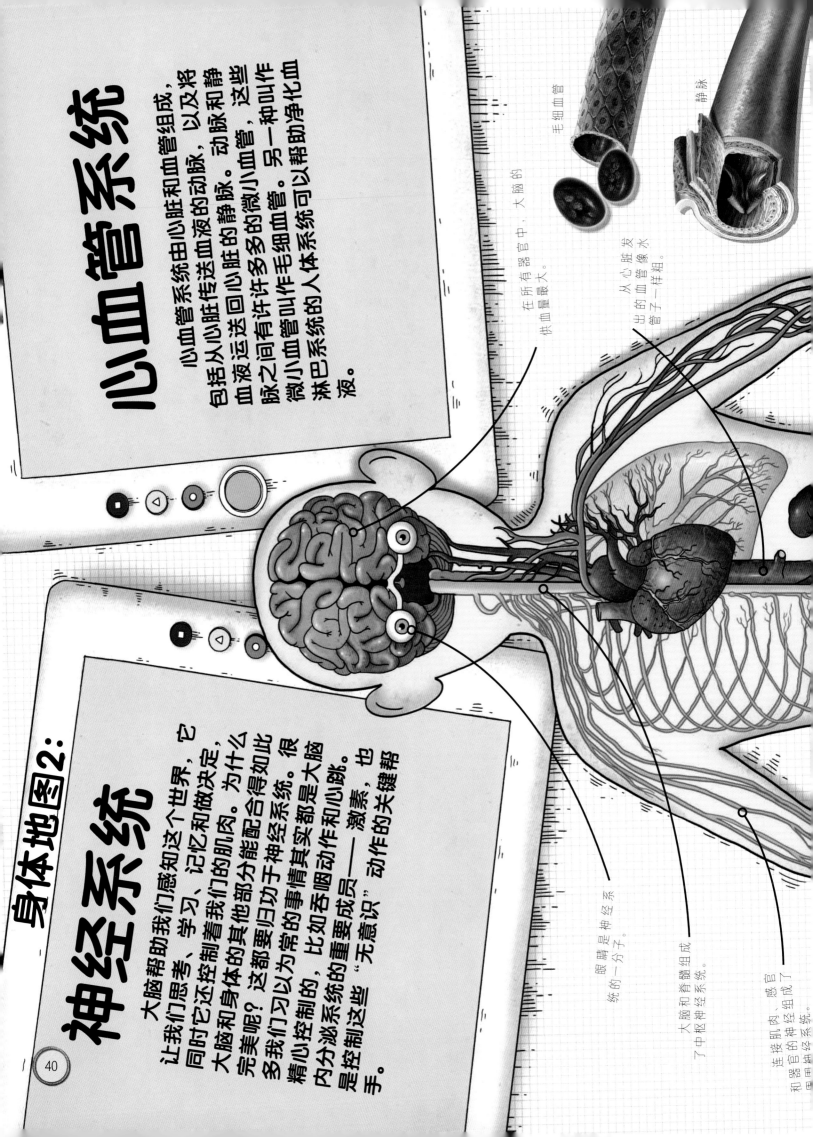

心血管系统

心血管系统由心脏和血管组成，包括从心脏传送血液的动脉、动脉运送送回心脏的静脉。这些动脉和静脉之间有许多的微小血管，这些微小血管叫作毛细血管。另一种叫作淋巴系统的人体系统可以帮助净化血液。

毛细血管

在所有器官中，大脑的供血量最大。

从心脏发出的血管像水管子一样粗。

身体地图2：

神经系统

大脑帮助我们感知这个世界，它让我们思考、学习、记忆和做决定，同时它还控制着我们的肌肉。为什么大脑和身体的其他部分能配合得如此完美呢？这都要归功于神经系统。很多我们习以为常的事情其实都是大脑精心控制的，比如吞咽动作和心跳。内分泌系统的重要成员——激素，也是控制这些"无意识"动作的关键帮手。

眼睛是神经系统的一部分。

大脑和脊髓组成了中枢神经系统。

连接肌肉、感官和器官的神经组成了周围神经系统。

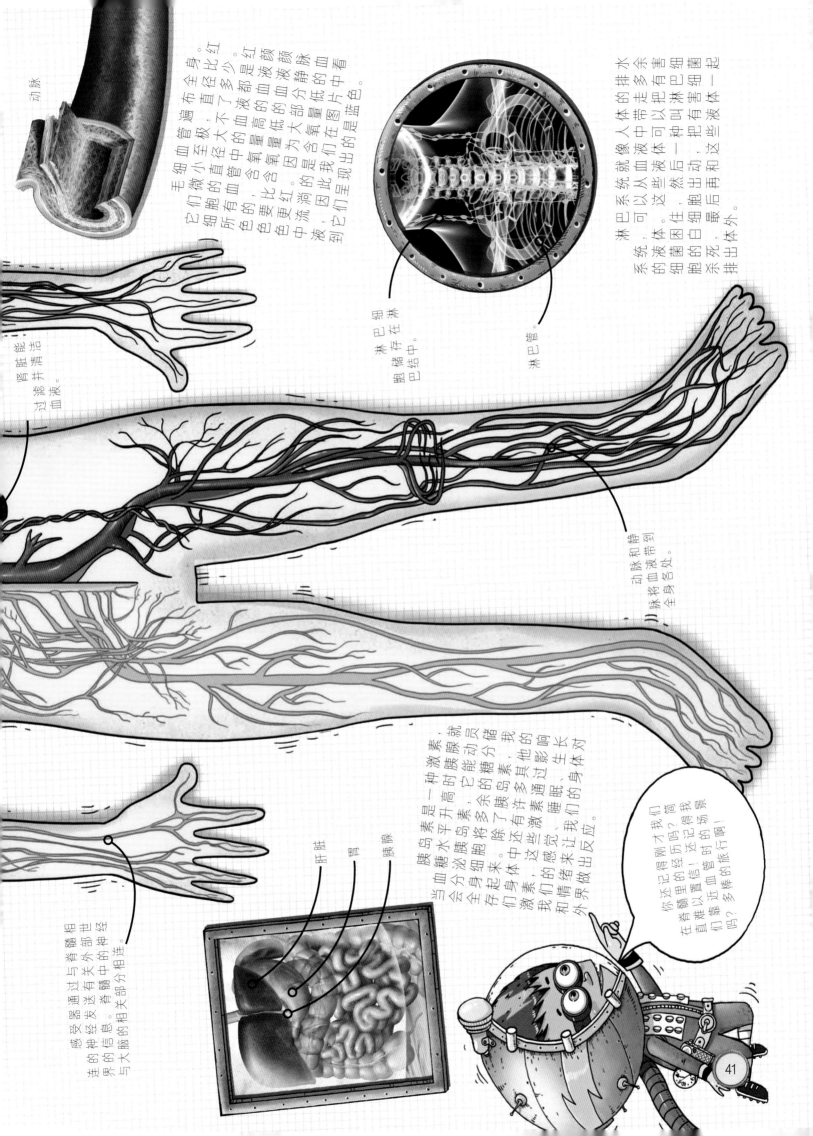

动脉

毛细血管遍布全身。它们微小至直径比红细胞所有的直径大不了多少。含氧量高的血液比含氧量低的血液要红，含氧量高的是红色，含氧量低的血液颜色更低，大部分是静脉血液。因为大部分含氧量低的血液，因此我们在图片中看到它们呈现出的是蓝色。

淋巴系统就像人体的排水系统，可以从血液中带走多余有害的液体。这些液体然后把有害细菌困住，把淋巴细胞的白细胞和这些细菌一起杀死，最后再和这些液体一起排出体外。

淋巴细胞在淋巴结中储存。

淋巴管。

肾脏能清洁并过滤血液。

动脉和静脉将血液带到全身各处。

感受器通过神经发送有关外部世界的信息。与大脑相连的神经通过脊髓与脊髓外部的神经中相关的部分相连。

胰岛素是一种激素。当血糖水平升高时，胰腺就会分泌胰岛素，它能让多余的糖分储存起来。除了胰岛素，我们身体中还有许多其他激素。这些激素通过影响睡眠、生长和情绪来让我们的身体对外界做出反应。

肝脏

胃

胰腺

你还记得刚才我们在脊髓里置近血管时的行程吗？还记得我们经历的场景吗？多棒的旅行啊！

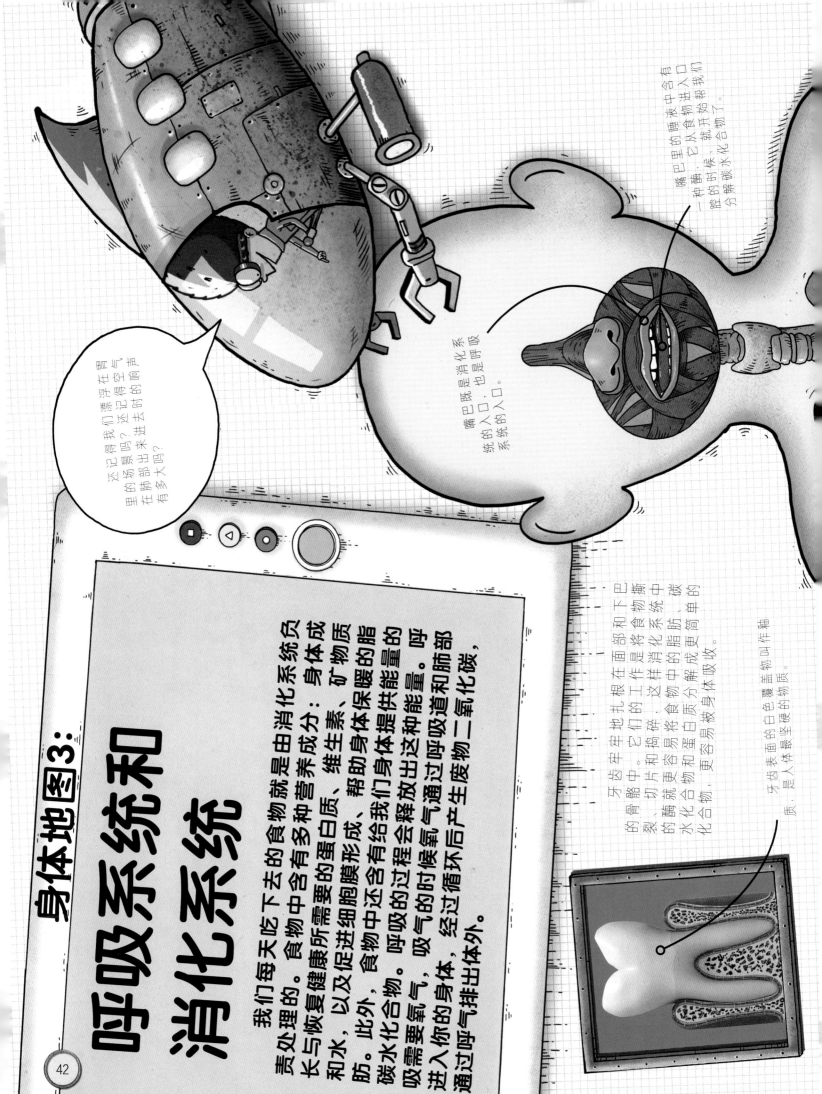

身体地图3：呼吸系统和消化系统

我们每天吃下去的食物就是由消化系统负责处理的。食物中含有多种营养成分：身体成长与恢复健康所需要的蛋白质、维生素、矿物质和水，以及促进细胞膜形成、帮助身体保暖的脂肪。此外，食物中还含有给我们身体提供能量的碳水化合物。呼吸的过程会释放出这种能量。呼吸需要氧气，吸气的时候氧气通过呼吸道和肺部进入你的身体，经过循环后产生废物二氧化碳，通过呼气排出体外。

还记得我们漂浮在胃里的场景吗？还记得当时肺部空气有多大吗？

嘴巴既是消化系统的入口，也是呼吸系统的入口。

嘴巴里的唾液中含有一种酶，它从食物进入口腔的时候，就开始帮我们分解碳水化合物了。

牙齿牢牢地扎根在面部和下巴的骨骼中。它们的工作是将食物撕裂、切片和捣碎，这样消化系统中的酶就更容易将食物中的脂肪、碳水化合物和蛋白质分解成更简单的化合物，更容易被身体吸收。

牙齿表面的白色覆盖物叫作釉质，是人体最坚硬的物质。

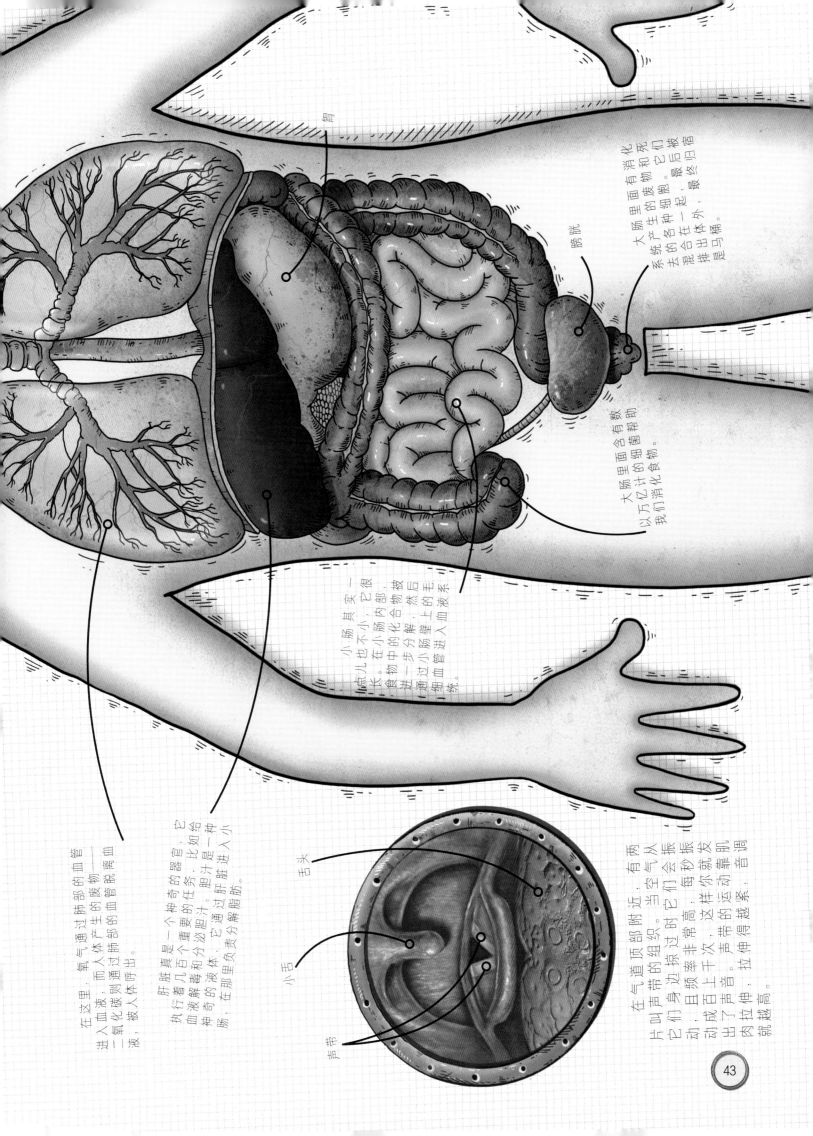

大肠里面有消化和死物和死胞。它们被系统的各种细胞去，混合在一起，最后归宿去排出体外，是马桶。

大肠里面含有数以万亿计的细菌，帮助我们消化食物。

胃

膀胱

小肠其实也不小，它很长。在小肠内部，食物中的化合物被进一步分解，然后毛通过小肠壁上的细血管进入血液系统。

在这里，氧气通过肺部的血管进入血液，而人体产生的废物——二氧化碳则通过肺部的血管脱离血液，被人体呼出。

肝脏真是一个神奇的器官，它执行着几百个重要的任务。比如给血液解毒和分泌胆汁。它通过分泌神奇的液体和分解胆汁，进入小肠，在那里负责分解脂肪。

舌头

小舌

声带

在气道顶部附近，有两片叫声带的组织。当空气从它们身边掠过时，它们会振动，且频率非常高。每秒就发动成百上千次，这样你就发出了声音。声带拉伸，靠肌肉的运动音调就越高。

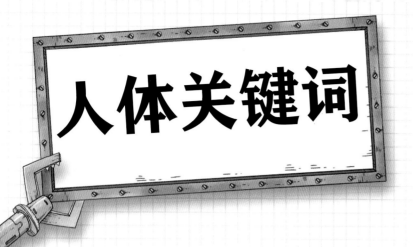

人体关键词

氨基酸

氨基酸是一种特殊类型的化学物质。许多氨基酸结合在一起形成了蛋白质。

鼻涕

鼻涕是一种黏稠的透明液体，由鼻腔内部的黏膜分泌。

病毒

病毒是一种极其微小的生物，比细胞小得多。就像有些细菌一样，大多数病毒会通过复制而造成感染。像流感这样的疾病就是由病毒引起的。

病菌

病菌是能让人或其他生物生病的致病微生物。它们非常小，通过各种方式进入人体后，让人体感染疾病。包括细菌和病毒。

胆囊

胆囊是用来储存胆汁的器官，胆汁是肝脏分泌的一种帮助分解脂肪的化学物质。胆囊将胆汁释放到小肠中。

蛋白质

蛋白质是一种化学物质。例如，头发、指甲和酶都是蛋白质。食物中的蛋白质在消化系统中被分解，然后聚集起来，形成身体所需的新的蛋白质。

DNA

DNA是脱氧核糖核酸的英文缩写，这是一种在细胞核内发现的复杂化学物质。我们体内细胞中的DNA携带着如何塑造以及如何维护和修复身体的指令。每个人的DNA都是独一无二的——一半是从母亲那里遗传而来的，另一半来自父亲。

动脉

动脉是人体3种主要血管类型之一（另外2种是静脉和毛细血管）。动脉中的血液大多从心脏流出。

腹部

胸部和骨盆之间的身体部位叫腹部，也就是我们通常说的肚子。

肝

肝是我们腹部的一个大器官，它有许多重要功能，包括解毒。

感觉

感觉是指任何与感官有关的东西。感觉神经将信息从感受器传递到大脑。

感染

当病菌侵入我们身体时就会引发感染。当病菌试图传播（复制更多的自己）时，我们的身体会通过升高体温和产生对抗病菌的白细胞来对抗疾病。

骨髓

骨髓是在部分骨头中发现的一种黏糊糊的脂肪物质。骨髓有两种——红骨髓和黄骨髓。血细胞是在红骨髓内生成的。

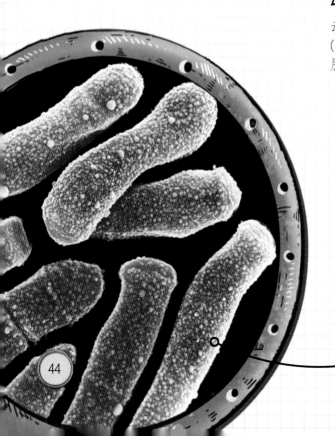

这些在毛囊和皮肤毛孔中隐藏的细菌就是引起痤疮的罪魁祸首。

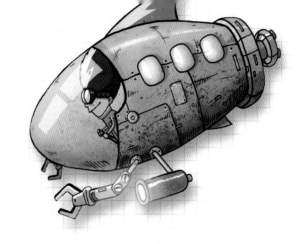

关节

骨头与骨头相连接的地方就是关节。人体内有几种不同类型的关节，包括简单的骨杠杆，比如肘部的骨头。每条腿的顶端都有一个球窝关节，相比简单的骨杠杆，可以做更多的动作。

肌腱

肌腱是连接肌肉和骨骼的坚韧带状组织。

激素

激素是一种在体内产生的被释放到血液中的化学物质，可以影响身体的不同部位。例如，受到惊吓时，肾脏中的腺体会产生一种叫作肾上腺素的激素，它能让心跳加速。

肌肉

肌肉是一种遍及全身的组织，它能让身体的某些部位移动。肌肉共有3种类型：心肌让心脏跳动；平滑肌可以完成很多工作，比如消化系统的平滑肌会挤压食物；骨骼肌让骨骼移动。

静脉

静脉是人体3种主要血管类型之一（另外2种是动脉和毛细血管）。静脉血都是流回心脏的。

括约肌

括约肌是用来闭合管道或孔洞的环状肌肉。在胃的底部就有括约肌，它可以让已经部分消化的食物的混合物离开胃部进入小肠。

淋巴

淋巴是一种黏稠的液体，通过淋巴管在我们的全身循环。淋巴将病菌和其他有害物质从血液中转移到淋巴结，在那里把它们杀死。

毛孔

毛孔是极其微小的洞。我们的皮肤上就布满了毛孔，汗水可以通过毛孔排出来。细胞核也有毛孔，化学物质通过这些毛孔流入流出，以保持细胞正常工作。

毛囊

毛囊是长在皮肤上的一个微小器官，毛发从这里长出来。

毛细血管

毛细血管是人体3种主要血管类型之一（另外2种是静脉和动脉）。毛细血管将动脉与静脉连接起来，让血液进出心脏进行全身循环。

酶

酶是一种让体内的活动更快或更容易发生的化学物质。例如，人体会产生帮助消化食物的酶。

脑脊液

脑脊液是一种无色透明的液体，包围并支持着整个脑部和脊髓。

膀胱

膀胱是一个长在我们腹部的器官，用于收集和储存尿液。

器官

器官指的是身体内有特定作用的结构。心脏、肺和大脑都是器官。

神经

神经由一束微小的纤维组成，它将信号传递到大脑或者将信号从大脑传出。

神经元

神经元是神经系统最基本的结构和功能单位。大脑中的数十亿个神经元帮助你思考、记忆和学习。

食管

食管是连接喉咙和胃的管道。当你吞咽时，食管周围的肌肉环就会挤压食物。

视觉

视觉是感觉的一种，指的是所有与"看"有关的内容。视神经将信息从眼睛传递到大脑，我们就看到了某些"东西"。

碳水化合物

碳水化合物是一种存在于食物中的化学物质，被消化系统分解后能为身体提供能量。淀粉和糖都是碳水化合物。

糖

糖是一种有甜味的碳水化合物，存在于食物中，你的身体用它来提供能量。蛋糕和巧克力里含有很多糖。如果你吃的糖超过身体需要，身体就会把它转化成脂肪，然后你就会发胖。

唾液

唾液是唾液腺在嘴里分泌的水状混合物。唾液中含有酶，能够将食物分解成你的身体可以利用的更简单的化学物质。

细胞

细胞是生命的基石。细胞是有生命的，植物和动物都是由数十亿至数万亿个微小细胞构成的。有些生物，例如细菌，以单细胞形式存在。

细胞核

细胞核是细胞的组成部分之一。它是细胞的控制中心。

细菌

细菌是一种微小的单细胞生物，它们长得太小了，不用显微镜就看不见。在你的体内，有些类型的细菌是对身体有益的，但有些细菌会使人染病。

纤维

这里说的纤维指的是身体内部又长又细的线状结构。触手一样的纤维从神经元伸展出来，每一根神经都是一束细长的纤维。

腺体

腺体是负责分泌或者释放某些身体内化学物质的器官。口腔中的唾液腺分泌唾液，皮肤中的汗腺分泌汗液。有些腺体，比如肾脏中的肾上腺，会分泌激素。

消化

消化器官把食物变成可以被机体吸收的养料的过程叫作消化。我们身体里的酶可以把食物中的淀粉、蛋白质、脂肪等大分子物质转变成能溶于水的小分子物质，然后让它们被身体吸收。

小肠

小肠是一种肌肉管，与唾液和胃酸混合后被部分消化了的食物从胃部来到小肠。在小肠内，酶将脂肪和蛋白质分解成更简单的化学物质，这些物质通过肠壁被吸收到血液中。

嗅觉

嗅觉是一种感觉，嗅觉神经将信息从鼻子传递到大脑，我们就闻到了某种"气味"。

血管

血管是血液流入和流出心脏的管道。人体的血管有3种主要类型：动脉、静脉和毛细血管。

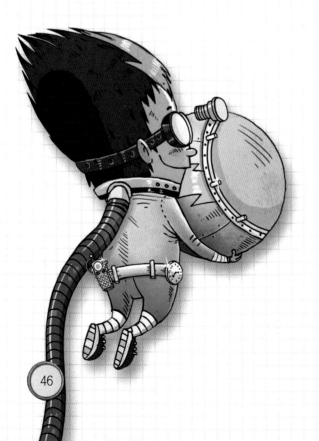